AF474026

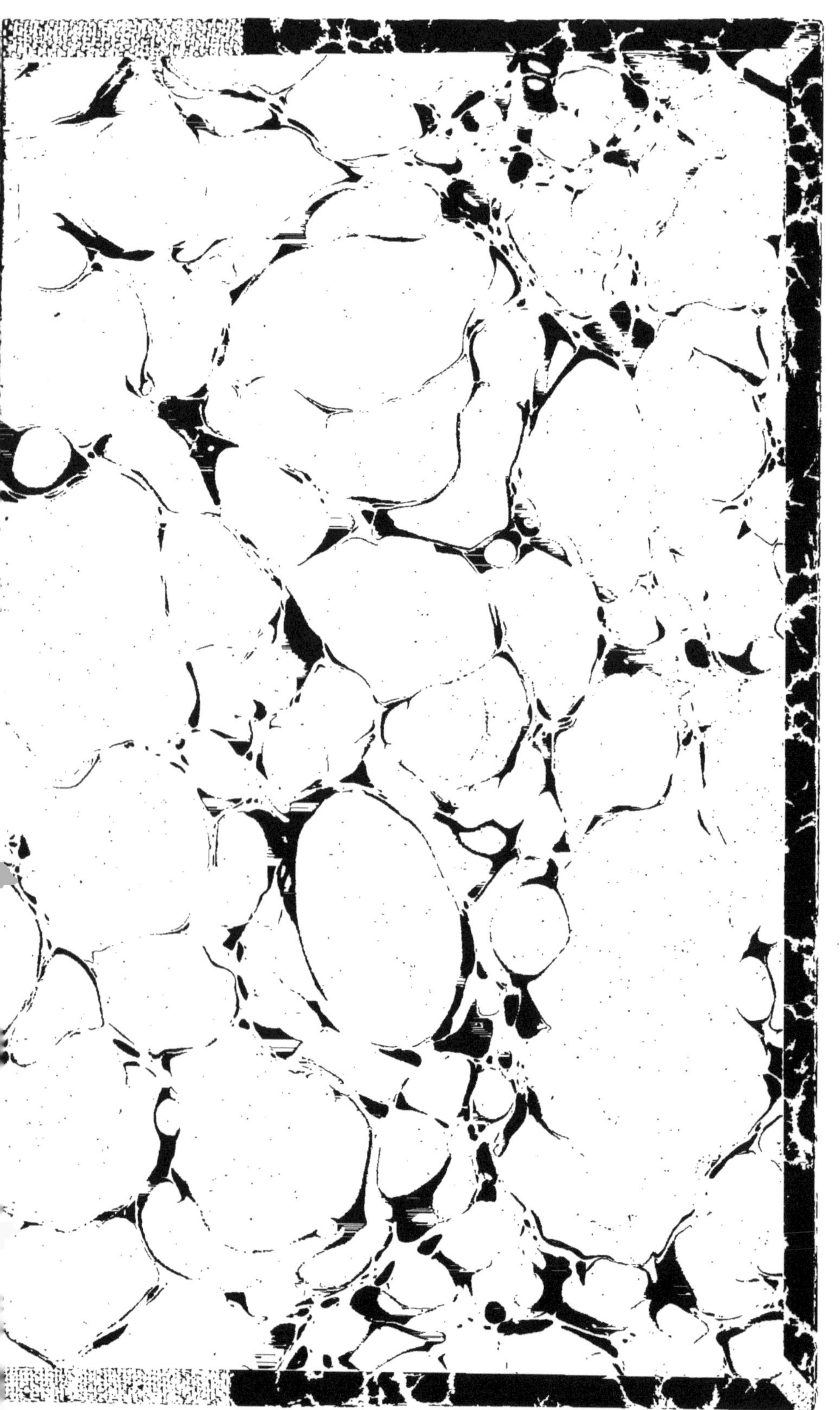

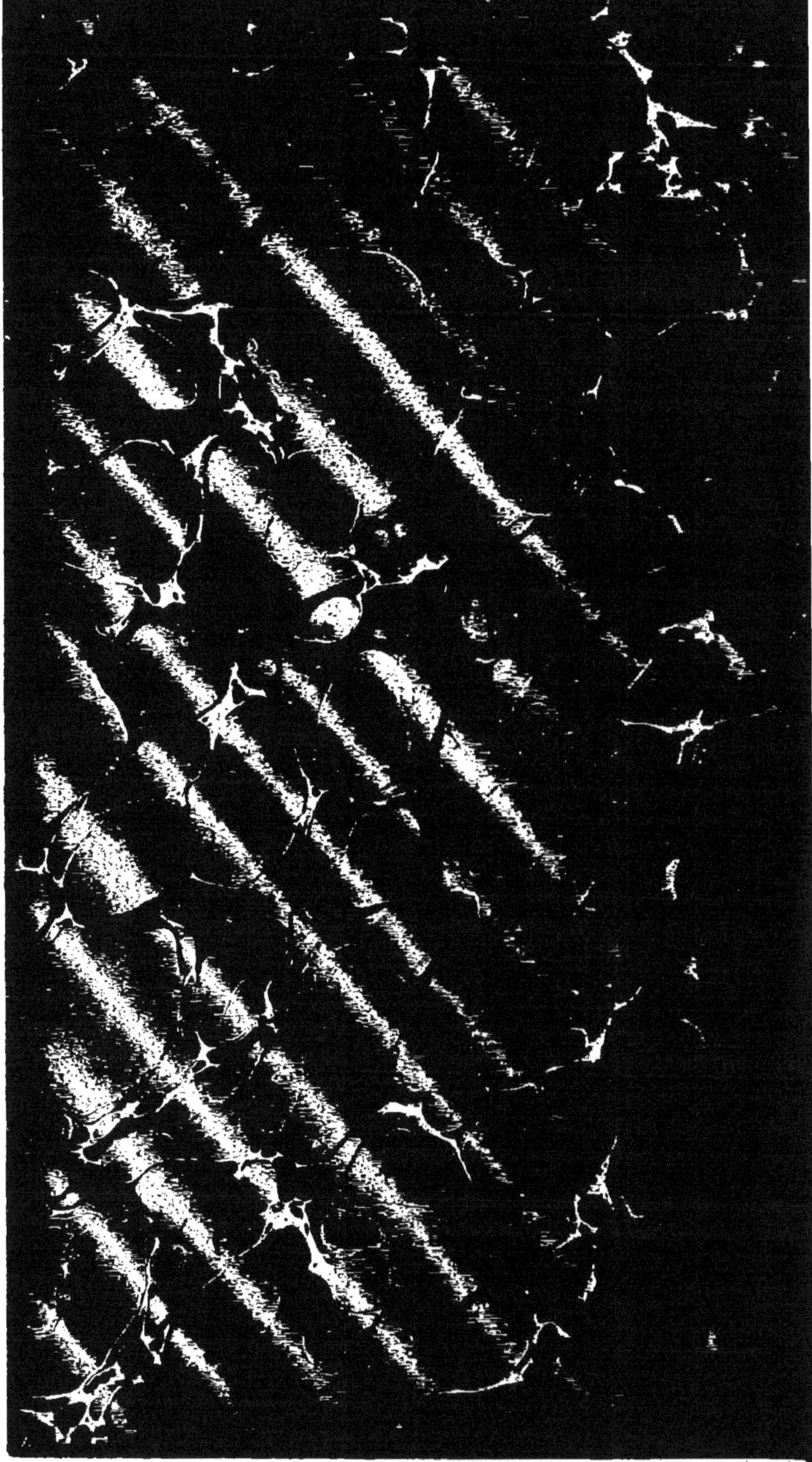

LES CIMETIÈRES

AU POINT DE VUE DE L'HYGIÈNE ET DE L'ADMINISTRATION

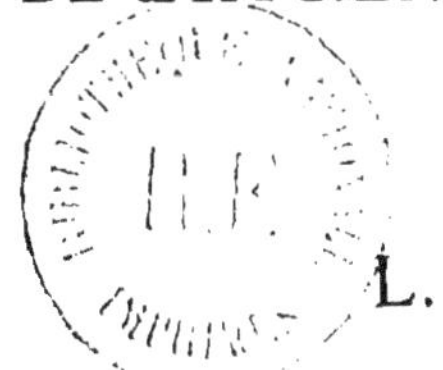

PAR

L. BERTOGLIO

Ancien Conservateur Chef des Cimetières de Marseille,
Membre de plusieurs Sociétés savantes

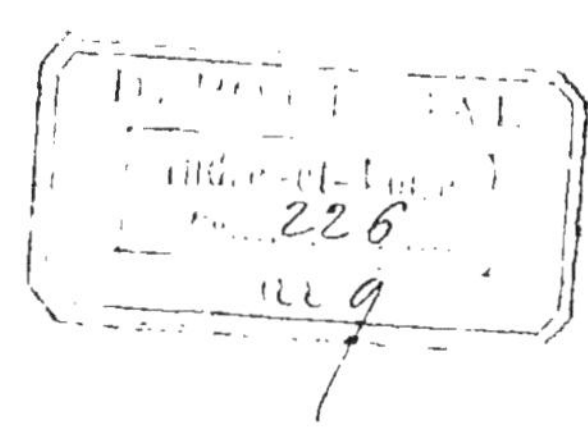

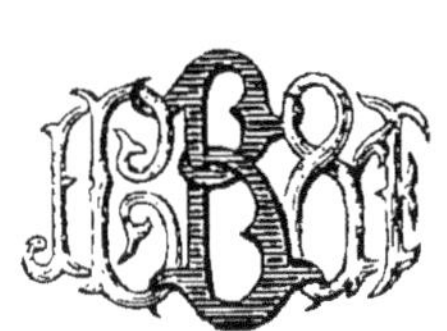

PARIS
LIBRAIRIE J.-B. BAILLIÈRE ET FILS
19, RUE HAUTEFEUILLE, près du boulevard Saint-Germain

1889

DÉDICACE

Je dédie ces pages écrites par intervalles, entre deux labeurs, à mon Père et à mon Beau-père; aux deux hommes dont j'ai le plus admiré la puissance de travail et dont les exquises qualités du cœur m'ont inspiré le plus d'affection.

Le premier, après avoir exécuté de grands travaux de construction est mort sans connaître le repos.

Créateur d'une importante industrie, le second poursuit depuis vingt ans une tâche qui a pour effet immédiat d'augmenter le commerce local et de nourrir de nombreuses familles.

A ces novateurs opiniâtres et bons, à ces esprits supérieurs et justes, leur fils et gendre est heureux de pouvoir offrir une œuvre qui lui est personnelle et de témoigner ainsi de son affectueux respect pour l'un et de sa vénération pour la mémoire de l'autre.

LOUIS BERTOGLIO.

Saint-Pierre-lez-Marseille, 10 janvier 1889.

LES CIMETIÈRES

I

CONSIDÉRATIONS GÉNÉRALES

Les Peuples disparus tiennent peu de place sous la terre. Si de tout le bruit dont ils ont rempli l'antiquité, de toutes les renommées, de toutes les splendeurs, de tous les triomphes, de toutes les défaites et de toutes les hontes, il ne reste au-dessus qu'une chronique incertaine, au-dessous quelques poignées d'ossements cachés çà et là dans une cavité ou sous un tertre, la boue du chemin, quelques ruines douteuses, c'est tout ce qui survit d'ordinaire à leur destruction. Ce qui survit, quelle ironie! non, sauf une page souvent difficile à traduire que l'on se transmet d'âge en âge, tout est bien mort; les pauvres débris que nous voyons sont les scories de la vie, tout est rentré dans l'éternel repos ou circule dans une nouvelle existence. Cycle sublime de l'atome, tour à tour délaissé et repris par l'action perpétuelle de la nature, inaltérable dans son groupement comme dans son isolation, aujourd'hui saisi par le germe, demain désagrégé, éliminé, par la corruption.

Tout est détruit, anéanti, et nous foulons aux pieds cette cendre sans nous inquiéter d'où elle provient; égoïstes de l'heure présente, que nous importe si cette terre est faite de gloire autant que de glèbe, humide de rosée ou encore imprégnée de larmes, charruée par les vers ou toujours frémissante de passions! nous marchons sur ce silence avec indifférence, nous oublions ces empires évanouis dans les ténèbres du passé, nous dédaignons de nous occuper de la tradition qui est presque un dogme, ou de l'histoire qui est un enseignement ; las de la lutte quotidienne, anxieux du temps qui fuit, soucieux de l'avenir, avides de résultats, nous nous hâtons vers une lueur que nous prenons pour une aurore et qui s'appelle seulement « Espérance »!

Conscient de sa fragilité, l'homme a essayé quelquefois de léguer son souvenir aux générations futures en élevant des monuments relativement durables à ses dieux qu'il craignait et à sa propre mémoire, aux deux entités les plus saisissables pour lui : les puissances surnaturelles que ses infirmités et ses besoins lui faisaient inventer, quand il implorait de l'inconnu une assistance qu'il n'espérait plus de ses semblables, et son individualité propre éminemment tangible, dont, dans un triple sentiment de conservation, de vanité et de déférence, il ne voulait pas laisser périr la mémoire. D'aucuns ont cru trouver dans l'usage commun à la plupart des peuples, d'élever des tombeaux, un témoignage indiscutable de la croyance universelle des hommes à l'immortalité de l'âme ; c'est là une inexactitude.

Les premiers hommes ne connurent pas l'abstraction philosophique de l'âme, et ignorèrent par conséquent la doctrine de son immortalité. Les sentiments qui, en principe, ont fait sortir du sol des édifices pieux n'émanent pas d'une métaphysique raisonnée ; ils ont pris naissance, ainsi que nous l'avons indiqué, dans des impressions purement physiques, ont été puisés dans la certitude que l'individu lui-même avait de sa faiblesse, c'est-à-dire dans un ordre d'idées plus simples que l'invention d'un système psychologique ne le comporte, mais tout aussi fécondes en créations imaginaires. Plus tard ils ont pris leur source dans un mysticisme qui est le corollaire obligé de toute ferveur religieuse aiguë, la conséquence d'un fanatisme qui signale le retour au culte des divinités matérielles.

Les tombeaux surtout sont dûs, nous le répétons, tout autant à un esprit de glorification puérile et personnelle qu'au désir respectable, mais charnel et positiviste, de conserver près de soi les restes précieux de ceux que l'on a chéris. La croyance en l'immortalité de l'âme est étrangère à l'expression d'une douleur dont l'intensité nous enlève la perception exacte des conceptions idéales, à celle d'une passion vulgaire qui n'a pour objet que l'assouvissement d'un appétit particulier ou à la peur de la mort elle-même, cet humiliant retour au néant. Il n'y a donc aucun point de contact, aucune corrélation entre ce dogme religieux et la vénération des sépultures à travers les âges. La croyance en l'immortalité de l'âme est plutôt la conséquence d'une religion spiritualiste, qui fit procéder l'homme d'un Dieu à son image donnant à son gré le souffle, animant la matière, laissant tomber dans le sein de chacun une parcelle de son Éternité, religion dont la morale a pour base une existence future où les bons seront récompensés et les méchants punis; elle est le reflet d'une justice distributive de l'autre monde qui appliquera le Paradis ou l'Enfer, sous l'une ou l'autre forme, selon que l'on aura ou non enfreint les lois organiques d'un rite de convention.

Ce n'est certes pas dans un esprit de critique que nous parlons du mobile qui a poussé nos aïeux dans la voie de constructions symboliques, qui nous permettent de suivre leurs traces et de fixer le degré de civilisation des diverses étapes historiques; les besoins de la cause seuls, nous ont conduit à examiner quelles avaient pu être les influences, qui avaient amené la conscience humaine à manifester extérieurement ses sensations et ses émotions premières, et non la vaine recherche de ses défaillances.

Mus par des sentiments de terreur pour les Esprits mauvais, c'est-à-dire pour les intempéries et les fléaux, d'amour pour le principe créateur, c'est-à-dire pour la lumière et la vie, d'admiration pour la créature, les peuples primitifs ont, dans leur expansibilité native, semé sur tous les points du globe des monceaux de terre ou de pierre en l'honneur de leurs chefs ou de leurs proches, et des grottes profondes ou des autels élevés pour y célébrer des mystères propres à se rendre favorables les fictions ennemies ou à remercier les avatars sympathiques.

A mesure que l'humanité s'est acheminée vers le

progrès, élargissant le cercle de ses connaissances, développant ses institutions, perfectionnant ses œuvres, moralisant son esprit, s'élevant, en un mot dans l'échelle des êtres, elle a doté le monde d'édifices de plus en plus considérables ou parfaits, dressant un jour un monolithe sur la colline, demain des pyramides dans le désert, plus tard de somptueuses constructions funéraires dans Rome même.

Mais ce serait une erreur de croire, que tous les peuples ont eu un égal souci du Ciel et d'eux-mêmes ou de leur descendance.

Il est à remarquer que le culte des morts fut surtout en honneur dans les sociétés qui en étaient encore à leur période de formation, alors que dans la famille autochtone l'autorité paternelle était absolue, que des vertus austères présidaient à la création de ce lien étroit de solidarité, qui, à l'origine, enserrait les tribus, et dans celles qui, parvenues à un état avancé de civilisation, étaient portées par l'affinité des esprits et la culture des cœurs à révérer la mémoire des ancêtres.

L'histoire nous apprend que ce n'est qu'à ces deux points extrêmes de la vie des nations, à leur berceau et à l'heure la plus prospère de leur puissance, que se manifestent le plus sensiblement les sentiments de religieux respect pour ceux qui ne sont plus.

Les époques de fermentation populaire, de travail révolutionnaire ou d'enfantement social, c'est-à-dire lorsque les passions violentes agitent le cœur humain et que la lutte aiguë pour l'existence étouffe en lui les aspirations vers le relatif, le mirage et le rêve, au profit de l'absolu, du positif et du réel, on ne voit point fleurir les arts pacifiques ni la philosophie spiritualiste. En ces moments de tourmente et de fièvre, la mort souvent entrevue perd de son horreur, et, détaché des biens et des vanités du monde, l'homme va au devant d'elle sans effroi. Quel souci pourrait-on prendre de son corps quand on donne si facilement sa vie ?

Il n'y a donc que le calme des esprits qu'enfantent la richesse et la foi exaltée des premiers âges, qui soit propice au développement des idées de vénération que l'on peut avoir pour ceux qui ont vécu.

Les Lybiens, les Scythes, les Celtes, les Thraces, les Parsis, peuples robustes et hardis, mais barbares, faisaient de leur cimetière la dernière citadelle de la Patrie. C'est là qu'ils se retiraient pour combattre le dernier combat et d'où partait quelquefois la première victoire. C'est encore à l'exaltation des morts autant qu'à celle de Teutatès ou de Tarann que sont dûs les dolmens, les cromlecks, les menhirs énormes, dressés symétriquement au milieu des forêts épaisses ou sur le sommet des monts, et devant lesquels se passaient tous les actes solennels de la vie des Gaulois et des Kimris, qui confondaient ainsi dans une idée touchante tout ce qui se rapportait au spiritualisme de leur race.

Les Hyrcaniens et les Galates, plus réalistes, mais tout aussi respectueux, allaient jusqu'à manger les corps de leurs parents pour les faire revivre en eux-mêmes. Les Éthiopiens les jetaient aux poissons dont ils faisaient leur nourriture habituelle; c'était une absorption à deux degrés.

M. Pigorini, archéologue fort estimé, affirmait, dans une conférence qu'il a faite à Rome en mai 1876, que dans les temps géologiques les troglodytes mangeaient leurs morts, pour ne pas les abandonner sur place, tandis qu'ils erraient à l'aventure, à la recherche des rennes, leur ressource principale.

D'autre part, les grandioses pagodes hindoues taillées dans une montagne ou bâties avec des rocs gigantesques, les hautes pyramides et les sphinx monstrueux de l'Heptanomide, les splendides temples de la Grèce, les riches nécropoles romaines, projettent leurs ombres à l'horizon et provoquent notre étonnement et notre admiration. Quels prodigieux chefs-d'œuvre ont fait naître chez ces derniers peuples la religion du souvenir et l'amour de soi-même !

Toutefois, il y a lieu d'observer que ces grandes civilisations, établies sur des principes théocratiques, autocratiques ou oligarchiques, n'eurent aucun égard pour la dépouille du pauvre et qu'elles ne s'inquiétèrent nullement du danger qu'il pouvait y avoir pour les vivants dans l'inhumation imparfaite des morts, ni des avantages moraux qu'il y avait à retirer des marques de respect données aux restes des trépassés, à quelque classe de la société qu'ils appartiennent. Sous ces régimes, en même temps que s'accroissait la fortune publique, les sépultures devenaient pour les princes et les grands des occasions de déployer leur luxe et leur faste, mais on n'en continuait pas moins à laisser les cadavres des misérables pourrir dans des antres ou flotter au fil de l'eau. Tandis que de superbes mausolées et de colossales œuvres architecturales étaient élevés aux rois défunts par l'orgueil des rois survivants, les cimetières des sujets étaient dans le cours des fleuves et les bûchers ardents, à Delhy, à Bombay, à Memphis et à Thèbes, et dans les puisards ou les carrières abandonnées, à Rome et à Athènes.

Pourtant en Egypte, l'Etat prévoyant admettait le commun des mortels à l'avantage de l'embaumement par le « Natron » ou sesquicarbonate de soude et le sel marin, moyennant le payement d'une taxe élevée.

C'est la seule mesure libérale concernant les inhumations que l'on ait à signaler dans les institutions anciennes, et encore n'avait-elle pour objet que de faire une recette et non point d'assurer l'assainissement ni d'affirmer le respect des sépultures. C'était seulement une ressource budgétaire.

Dans le moyen âge, époque tourmentée, période troublée, pendant laquelle le pouvoir émietté n'a pas assez de force pour constituer des empires homogènes, où le peuple surmené n'a pas le temps de se ressaisir et où le spiritualisme n'a pour subjectif et pour issue qu'une religion, que des pratiques mesquines rabaissent au niveau du fétichisme, le culte des morts périclite. En France, les cimetières font presque partie de la voirie; de temps à autre, quelque prélat, quelque parlement s'indigne et propose des mesures de rigueur contre les profanes qui ne respectent pas les cendres de leurs aïeux! Le concile ou le parlement rend un arrêt qu'il n'ose appliquer, puis tout rentre dans l'ordre ordinaire, c'est-à-dire, le « statu quo ante ». Les ordonnances royales tombent elles-mêmes dans l'oubli. « En France, dit en commençant la circulaire du Ministre de l'Intérieur du 8 messidor sur le décret du 23 prairial an XII qui venait d'être rendu, la police des inhumations et des lieux de sépulture manqua longtemps d'une législation positive. Les parlements s'en sont cependant souvent occupés; mais ils trouvèrent dans les préjugés et les prétentions de différents corps un obstacle continuel à l'exécution de leurs arrêts. »

C'était, du reste, ne voir la question que d'un côté, que s'attacher exclusivement à édicter des lois pénales; il aurait été beaucoup plus efficace de faire marcher, parallèlement à leur élaboration, l'étude des moyens propres à assurer tout au moins l'isolement des cimetières. Que si le clergé éprouvait quelque répugnance à favoriser leur déplacement, il aurait pu, lui qui tirait profit des inhumations, lui qui avait la direction des cimetières, qui avait pour mission de veiller sur les funérailles, qui seul percevait le prix des concessions, les faire clore de murs ou bien, ce qui ne lui aurait pas autant coûté, les déclarer sacrés, comme il avait fait des couvents, églises et maisons seigneuriales, qui étaient lieux d'asile inviolables et à la porte desquels s'arrêtaient les prérogatives royales; à cette époque de foi aveugle, le moyen eût réussi; s'il ne l'a pas employé lui qui mieux que nous connaissait sa puissance, nous sommes fondé à croire qu'il s'en est intentionnellement abstenu, persuadé que l'horreur du champ commun devait augmenter le nombre de ceux qui sollicitaient une place dans les caveaux des monuments dédiés à Dieu. Mais, comme il fallait cependant montrer que l'on ne se désintéressait pas de la chose publique, on en appelait à la répression du soin de résoudre les difficultés administratives; la répression, méthode simple à l'aide de laquelle on avait renversé bien d'autres obstacles en ces temps de vassalité ; à l'aide de laquelle on fabriquait mêmes des catholiques, en ces jours de deuil; dont les repères les plus néfastes s'appellent l'Inquisition, la Saint-Barthélemy et les Dragonnades; la répression qui manquait toujours le but, parce qu'elle faisait payer aux petits les iniquités des grands. Le spectacle qui frappait les regards était cependant attristant. « Le cimetière des Innocents, dit Guillaume le Breton, qui vivait au XIIIe siècle, était ouvert à tout venant, même aux porcs, et rempli d'immondices, de pierres et de fumier. »

Dans ce cimetière situé en plein Paris, la couche d'humus s'était exhaussée de 2^m,60 en 600 ans, du XIIe au XVIIIe siècle, ce qui certainement n'est pas extraordinaire, eu égard aux deux ou trois millions de corps qui y avaient été inhumés, ainsi que le constatait une supplique adressée en 1720 au lieutenant général de la police ; mais ce qu'il y avait de menaçant pour la capitale, c'est que les corps inhumés, superposés indéfiniment à peu de profondeur du sol n'arrivaient plus à complète destruction dans la période réglementaire, de telle sorte que ledit cimetière devenait un charnier infect. Malgré ces inconvénients, l'incurie était telle que l'on en différait toujours la fermeture, laquelle n'eut lieu qu'en 1786 (1), et encore à cette date n'y eut-il que ce cimetière-là de fermé. Non seulement on

(1) L'arrêt du conseil d'État supprimant le charnier des Innocents est du 9 mars 1785, seulement l'archevêque de Paris ne consentit à cette suppression qu'un an après. Les ossements furent portés dans les catacombes de Montrouge.

entassait les cadavres au centre des villes dans des cimetières restreints, placés autour des églises, mais encore les dallages des églises elles-mêmes ne recouvraient que des tombeaux. Sous les rois de France de la deuxième race, des fanatiques tenaient à honneur d'être déposés sous l'égoût des toits des sanctuaires.

C'est là, au milieu de ces amoncellements inconsidérés de cercueils, qu'il faut chercher le point de départ de la doctrine sur la nocuité des cimetières.

Il appartenait à notre époque démocratique de relever la situation morale du peuple, considéré jusque là comme de race inférieure, en proclamant l'égalité des hommes devant la mort, comme déjà elle avait proclamé cette égalité devant la loi, et d'assurer la salubrité des champs de repos, comme elle avait épuré les mœurs de l'Etat. Ce que la Monarchie n'avait pu, voulu, ou ce qu'elle avait dédaigné de faire, la Révolution l'accomplit. Avec cette ampleur de vue et cette ardeur qui sont la caractéristique de ces temps héroïques, elle porta ses investigations, ses lumières et son esprit de méthode dans ce fouillis d'arrêts contradictoires, étudia la question au point de vue technique et dota enfin notre pays d'une loi encore en vigueur qui est un de ses nombreux titres de gloire.

On nous opposera peut-être que ce n'est pas la Révolution qui a dicté la nouvelle législation des cimetières, mais Napoléon Ier ! ce serait un peu jouer sur les mots; qui donc a fait cette réforme, si ce n'est les révolutionnaires? On ne peut l'attribuer aux royalistes, dont les uns n'étaient pas encore ralliés à la fortune de l'usurpateur, les autres ne voulaient pas fraterniser avec les nouvelles couches sociales, et dont ni les uns ni les autres ne se souciaient.

Etaient-ce donc les impérialistes qui, n'existant pas la veille, étaient, le lendemain, sortis tout armés du front de Jupiter, comme la Minerve antique !

Le décret de 1804 et ceux qui l'ont suivi sont émanés du souffle réformateur qui en ce moment déformait les empires et faisait crouler les trônes ; c'étaient les hommes de la Révolution qui écrivaient les encyclopédies et les codes, qui inventaient le système métrique et la chimie, qui pétrissaient les cerveaux pour fonder une ère nouvelle, et c'est avec les armées de la première République que l'on a fait la moisson de lauriers avec laquelle on a tressé l'épopée impériale.

Si Napoléon a entraîné après lui, dans un enivrement de gloire, un grand peuple dont les yeux éblouis n'osaient encore regarder en face la Liberté, s'il a profité d'un moment d'hésitation dans leur mission pour mener à la conquête du monde ceux qui croyaient toujours combattre pour l'affranchissement de l'humanité, il n'a pas eu le pouvoir de faire rétrograder l'idée et d'enchaîner à son char la pensée humaine ; elle avait pris son vol trop haut pour être jamais atteinte, elle poursuivait son œuvre émancipatrice toute seule, semant des germes d'indépendance à la suite des armées, continuant sa tâche, en France surtout, avec ou malgré la volonté du premier consul devenu empereur. Nier cela, c'est nier l'évidence, et les courtes victoires de la Réaction ne font qu'affirmer l'esprit de suite de la Révolution.

D'autre part, les chrétiens réclament pour eux l'honneur d'avoir créé la sépulture commune en un lieu spécial pour l'universalité des habitants d'une ville, et d'avoir les premiers songé à honorer la sépulture des enfants du peuple. Ecoutons entr'autres un auteur orthodoxe, M. Quatremère de Quincy.

« Quelles que soient les diversités de noms que nous trouvons affectés dans l'antiquité aux pratiques et aux monuments de la sépulture, ces noms, pour le plus grand nombre, et avec eux les découvertes qui se sont multipliées depuis un certain nombre d'années, ne font rien connaître qui ressemble entièrement à ce que nous appelons dans les usages modernes un cimetière..... Des recherches anciennes et modernes ont fait découvrir aux environs de plus d'une ville antique un grand nombre de sépultures, en quelque sorte communes, comme nos cimetières. On y a trouvé et l'on y trouve journellement des squelettes, la plupart placés les uns à côte des autres, enfermés dans de petites enceintes en pierres, quelques-unes mêmes en terre libre, et ayant auprès d'eux, entre beaucoup d'autres objets, ces vases en terre cuite peinte, ornés des plus rares et des plus précieux dessins de l'art grec. Mais ces sépultures communes ne sauraient encore nous fournir un véritable point de ressemblance avec les cimetières modernes destinés à recevoir l'universalité des morts dans une grande population. Tous ces morts que l'on découvre, environnés d'objets de luxe et d'art ne purent appartenir à la masse partout si considérable de la classe pauvre ou esclave. Nous ne voyons donc que dans les premiers siècles du christianisme des cimetières proprement dits. »

Nous sommes en partie de l'avis de M. Quatremère ; les grandes civilisations de l'antiquité ne péchèrent pas par trop de sensibilité pour les infortunés ; mais cela ne justifie en aucune manière les conclusions hâtives de cet écrivain. L'histoire est là pour donner un cruel démenti à ces prétentions.

On ne doit pourtant nier que comme tous les soldats de l'idée, comme tous les révolutionnaires, les chrétiens n'aient eu au début de leur action sociale, dans les premiers âges de leur établissement dans le monde, le plus grand respect pour les dépouilles humaines, surtout pour celles de leurs héros, et peut-être les plus grandes vertus civiques ; mais outre que ces précieuses qualités n'ont pas été l'apanage exclusif des chrétiens, qu'elles sont communes à tous ceux qui ont su sacrifier leur vie pour la défense de leur foi ou la propagation de leurs croyances, il est juste de dire encore, que participant à tous point de vue de ces mêmes novateurs, ils ont dépouillé les vertus de leur genèse, en même temps que la fortune les prenait par la main pour leur donner la puissance et les richesses de la terre.

Le christianisme en s'emparant de l'empire Romain écarta l'incinération comme contraire à l'accomplissement des prophéties contenues dans ses saintes Ecritures, et préconisa l'inhumation exclusivement en usage chez ses auteurs judaïques : mais inhumation ou incinération la situation demeura la même pour la « vile multitude ». Il y eut pour elle le trou commun, le cloaque public au lieu du bûcher public ; elle ne gagna rien à la préférence du nouveau culte et comme fait dire Victor Hugo au « Momotombo » comparant les atrocités de la sainte Inquisition aux sacrifices sanglants des prêtres mexicains : « ce n'était pas la peine de changer ». Ce n'est pas pour elle que les riches tombeaux en pierre qui ornent les voies de Rome catholique ou les Aliscamps d'Arles ont été arrachés aux flancs des collines et artistiquement ciselés, ce n'est pas pour elle que l'on a dallé les églises de plates-tombes et peuplé les basiliques de sarcophages de marbre. Après comme avant, le riche eut pour lui le luxe d'outre-tombe et le déshérité la voirie. Nous avons vu, et verrons du reste encore, avec quel respect, quel soin étaient tenus les cimetières au moyen âge, cette belle époque de floraison du catholicisme.

M. Victor Boreau, un auteur qui n'est pas suspect d'hérésie, a eu le courage de dire la vérité dans les lignes suivantes : « La religion catholique en s'emparant de certaines cérémonies grecques et romaines, offre quelque chose de plus grave et de plus profondément douloureux dans ses chants lugubres du « *de profondis* », du « *dies iræ* », du « *miserere* », où la crainte et l'espoir luttent sans cesse, nous montrant les récompenses éternelles ou les châtiments qui n'auront pas de fin. Mais on regrettera toujours qu'une religion d'égalité ait des funérailles qui diffèrent pour les riches et pour les pauvres ; on regrettera surtout ces fosses communes où les os des pauvres, ces amis de Jésus-Christ dorment pêle-mêle confondus, tandis que tout près se pavanent orgueilleusement les tombeaux des riches. »

Citons aussi Richard, l'auteur du *Guide au Père Lachaise* (1) : « Pendant des siècles, à Paris comme dans beaucoup d'autres pays, on enterra les morts dans les églises ou dans les cimetières enfermés dans l'enceinte de la ville ; nos aïeux entassaient pêle-mêle, sans ordre, sans goût, sans délicatesse des vingt mille corps dans un sépulcre étroit, mal clos, mal aéré, mal entretenu et dont le seul aspect glaçait de terreur et de dégoût le mortel le plus intrépide. Le riche se faisait enterrer à prix d'or dans la chapelle de son château, s'il en avait un, ou dans les caveaux d'une église ; quant aux pauvres on les entassait sans égards dans les fosses communes ; ce ne fut qu'en 1804, que des mesures de salubrité furent prises ; ce fut encore une conséquence de la Révolution. »

La revendication que peut formuler le clergé chrétien, ce qu'il peut réclamer comme sa chose, c'est, pour nous servir du langage évangélique, d'avoir fait rentrer dans le temple les marchands que Jésus en avait chassé ; c'est d'avoir tiré parti d'un auguste sacerdoce pour battre monnaie avec l'aveuglement des fidèles et le nom de Dieu ; c'est d'avoir su exploiter les saints lieux avec âpreté pour s'en faire des rentes ; c'est d'avoir vendu des places sous la voûte des sanctuaires avec hypothèque sur le paradis, sous prétexte que selon la parole de saint Ambroise « le prêtre doit vivre de l'autel. »

Nous n'avons jamais eu l'intention de faire de ce livre une arme contre une croyance religieuse ou un

(1) G. Richard, *Le véritable guide et conducteur aux cimetières de Paris*, 1836.

régime politique, nous tenons à déclarer qu'ayant eu au contraire le désir d'écrire pour être entendu de tout le monde, nous avons fait tous nos efforts pour être modéré dans la forme comme dans le fond, et nous nous défendons avec énergie d'avoir voulu être désagréable à quelqu'un ou un adversaire systématique de quelque chose.

Mais par la nature même de nos recherches nous touchons à des sujets si délicats, si dangereux, si brûlants, on pourrait même dire si susceptibles d'explosion, que l'esprit de parti et de secte voudra quand même voir des intentions hostiles partout où il y a divergences de vues. En raison de l'exagération de langage dans laquelle tombe la critique dans ces circonstances, nous serons taxé d'intolérance, d'exclusivisme, d'athéisme et de révolte, parce que nous avons osé soulever des voiles considérés par quelques-uns comme sacrés ; nous serons accusé d'avoir attaqué la religion catholique et la personne de ses ministres, d'avoir piétiné sur les ruines de la monarchie, seulement parce que nous avons exhumé d'anciennes archives et que nous avons dit avec sincérité, quoiqu'avec mesure, ce que nous en pensions. Nous laisserons s'exercer ces attaques qui ne nous portent aucune crainte, sans protester, car il est d'usage de médire de ceux qui ne partagent pas nos convictions, et sans autre déclaration de principes, notre conscience se place sous l'égide de l'équité pour excuser la sévérité de ses jugements. Les preuves écrites et celles qui se dégagent des faits plaident en faveur de notre impartialité et de notre justice ; s'il nous en manquait une nous la trouverions dans le document officiel ci-dessous (1) :

« La sépulture donnée aux morts est une des sept œuvres de la miséricorde corporelle. Par conséquent, elle ne peut être refusée à personne ; ce qui n'est pas exactement pratiqué par tous les curés, y en ayant qui voyant que les pauvres ne peuvent pas les payer de l'enterrement, les font enterrer par leur sacristain, sonneur de cloches, hors de leur présence et sans aucunes prières. Ce n'est pas le seul abus que quelques-uns font de leur ministère, lorsqu'ils enterrent des enfants en fort bas âge, tels que de six mois, un an même, jusqu'à sept ans, ils n'en font aucune mention sur leurs registres, ce qui est une contravention aux ordonnances des plus importantes, étant prescrit par l'article 50 de l'ordonnance de 1667 et par l'édit du mois d'octobre 1691, les registres destinés à cet usage devant être remplis de l'enregistrement des décédés, tout partout, sans y laisser aucun blanc ; ce qui donna lieu à la cour de rendre arrêt de règlement le 24 juillet 1714. De même les curés ne peuvent refuser la sépulture aux enfants morts-nés ; ils sont censés faire partie de la mère : c'est ce qui leur a été prescrit par une ordonnance de 1556. »

Les cimetières sont nés d'un besoin et ont été créés par la force des choses à mesure que la population est devenue plus dense. D'ailleurs il fallait renoncer

(1) Edme DE LA POIX DE FREMINVILLE, bailli de ville et marquisat de la Palisse, *Traité de la police générale des villes, bourgs, paroisses et seigneuries.* « Au mot *sépulture.* » Paris, 1775 (le prix est de 6 livres relié), publié avec approbation et privilège du roi.

aux anciennes carrières, puisque toutes les villes n'en avaient pas, et les agglomérations devenant de plus en plus nombreuses, adopter un système uniforme de champ commun. C'est alors que furent établis les cimetières que nous connaissons autour des églises, et nous ne pensons pas que l'on puisse en tirer vanité ; quant aux cimetières actuels dont on célèbre les heureuses dispositions et la bonne tenue, ils sont la conséquence de la loi nouvelle, et non l'œuvre du christianisme.

Toutes les classes de la société n'apprécient pas au même degré l'acte de haute administration, ce décret du 23 prairial an XII, qui mit fin au déplorable état de choses que nous avaient légué de longs siècles de désordre; l'habitant des campagnes, par exemple, habitué à vivre au grand air, au milieu des brises où il n'a pas plus à redouter les émanations d'un cimetière que celles de son fumier ou de son troupeau, n'éprouve envers nos législateurs de 1804 qu'une reconnaissance discutable; mais il n'en est pas de même dans les villes où les cimetières sont l'objet de la constante sollicitude de la population, en raison des dangers que ces établissements pourraient faire courir, et des pénibles souvenirs qui se rattachent à des temps encore fort rapprochés de nous.

Si nous nous sommes proposé d'étudier cette question si controversée de la salubrité des cimetières, c'est cette préoccupation sérieuse dont nous avons été témoin qui nous y a déterminé. Il nous a paru intéressant et surtout utile de ramener à leurs véritables proportions des craintes que pour notre part nous ne croyons plus justifiées, à la condition toutefois que les municipalités vigilantes n'hésiteront pas à s'emparer des études et des découvertes des hommes compétents, et qu'elles veilleront en même temps à l'application stricte de la loi et des prescriptions indiquées par la science moderne.

Ce travail est absolument dans l'actualité. Les esprits sont très divisés sur les avantages et les inconvénients que peut présenter l'incinération des corps que l'on essaie de faire retourner dans nos mœurs ; l'inhumation conserve aussi de nombreux partisans qui peut-être ne connaissent pas tous les arguments qu'ils pourraient faire valoir, enfin, en dehors de l'appréciation de la science, à tort ou à raison, l'école réaliste a pris en mains la cause de la crémation qu'elle veut faire triompher.

Il est donc indispensable, pour que les expériences en cours et les discussions ouvertes portent leurs fruits, que l'on sache à quoi s'en tenir d'une manière certaine sur ce que vaut, sous le rapport de l'hygiène, le procédé de l'enterrement, en général fort décrié, mais peu observé et à l'encontre duquel se sont formées d'injustes et regrettables préventions.

II

HISTOIRE DE LA FOSSE COMMUNE ET DU TOMBEAU

Nous croyons nécessaire pour initier le lecteur aux choses des cimetières, de lui dire avant d'aborder la partie ingrate de notre sujet ce qu'a été le culte des morts dans les temps anciens, en quoi consistent les traces des tombeaux antiques et quelles sont les traditions qui concernent les divers modes d'inhumation.

Cette exposition justifiera en même temps l'assertion précédemment avancée, que l'on ne s'est jamais occupé de la décence et de la salubrité de la sépulture du pauvre avant 1789. A l'appui de nos arguments, nous tirerons de certains pays monarchiques, rétifs au mouvement égalitaire et émancipateur dont la démocratie française est l'initiatrice, des exemples qui témoigneront positivement de la situation inférieure de leur état de civilisation.

Nous eussions préféré aller plus loin encore; constater que de la communauté des douleurs et de la fin humaines, de la proclamation de la fraternité et du décret de l'an XII était née, sinon l'égalité de la tombe qui ne peut exister en même temps que l'inégalité des conditions, mais l'inhumation gratuite qui ferait disparaître l'affligeante requête des indigents auprès de l'autorité, en cas de décès. Si la pompe des funérailles est de droit facultative, l'inhumation gratuite est de droit commun; on sort de la vie au même titre que l'on y est entré, et la société a le devoir de clouer le cercueil comme elle a ouvert le berceau. Nous ne croyons pas à l'égalité absolue. L'absolu n'existe que dans les mathématiques pures; ailleurs le relatif seul est vrai. L'égalité devant la justice, écrite à la première page de nos codes et sur le fronton de nos tribunaux, n'est elle-même qu'une règle relative, une égalité de convention puisqu'elle ne doit être appliquée que toutes choses égales et qu'il y a pour chaque individu une pondération intellectuelle et morale difficile à exercer; l'égalité devant la mort n'est pareillement que la vérité, la fatalité de la mort. La disparité de l'état, de la caste, reparaît avec la cessation de la vie. C'est une renaissance d'outre-tombe. L'un s'en va pourrir en terre commune, l'autre est porté en grande pompe sous un sarcophage artistique. Riche ou pauvre, chacun emporte avec soi au cimetière un pan de sa robe de soie ou une loque de ses haillons; la misère ou le faste nous suivent au delà de l'existence. C'est là une choquante mais inévitable destinée, et ce serait porter atteinte à la liberté individuelle et à l'industrie privée que de faire des lois somptuaires pour limiter le luxe des enterrements et des sépultures; mais si l'excès des dépenses échappe à notre réglementation, il n'en est pas de même du droit de chacun et des obligations de l'État. Au nom des malheureux nous revendiquons le minimum de la solidarité sociale « *post Mortem* » : gratuité pour tous de la bière, de la fosse et du transport des corps. Il sera facile aux communes de rentrer dans leurs débours en levant un impôt proportionnel et progressif, sur les funérailles pompeuses.

En attendant la réalisation de notre désir, ouvrons l'histoire sous les yeux de nos lecteurs et montrons leur que, même en l'état actuel des choses, le « bon vieux temps » ne valait pas le nôtre.

INDE. — Dans l'Inde, au Caboul, les tombeaux des anciens souverains s'élevaient sur une colline et affectaient la forme d'un cône recouvert par une calotte sphérique, ce qui leur donne une grande ressemblance avec les constructions musulmanes qu'en Algérie on appelle « *Marabouts* ». Les habitants les désignent sous le nom de « *Bordj* » qui est également un mot employé par les arabes. Ils étaient connus jadis sous le nom de « *Topes* ».

Dans la Gangaride (Bengale), les rajahs étaient incinérés et leur cendre recouverte par une dalle sur laquelle on bâtissait une pagode.

Dans la Taprobane (Ceylan), les sépultures des chefs consistaient en de hauts cônes de terre, que soutenait à la base un mur circulaire très épais. Ces élévations étaient couvertes d'arbres ou d'arbustes. Quelques-unes se dressaient à plus de 60 mètres de hauteur. Ce sont les « *Dagobas* »,

Mais du nord au sud de l'Inde, les cadavres du peuple étaient jetés dans les fleuves chargés de les porter à la mer; cette coutume est encore pratiquée aujourd'hui, et c'est à la pourriture des corps que les alligators ne peuvent dévorer qu'est attribuée la terrible maladie épidémique appelée le *choléra asiatique*

Perse. — En Perse, où le culte du principe fécondant avait pris le feu pour image sensible, on ne se reconnaissait pas le droit de décider de la fin de la créature et on laissait les cadavres en plein air; à « la garde de Dieu » suivant notre ancienne formule. A cet effet chaque ville possédait hors des murs deux hautes tours en pierres, l'une blanche, l'autre noire; ces deux tours couvertes d'une plate-forme mobile étaient destinées à recevoir les morts. Les vautours, les corbeaux, tous les rapaces de l'air attirés par ces charniers, tourbillonnaient autour des deux sommets comme les abeilles autour de leurs ruches, en habitués de ces festins quotidiens. Ces oiseaux étaient chargés du soin de prévenir l'infection dont ces corps pouvaient être la cause (1). Les ossements dépouillés de chair étaient ensuite précipités dans la tour qui, comme la tour Gauvan du « 93 » de Victor Hugo, n'ayant point d'étage, semblait une trompette posée à terre. C'était un ossuaire, l'estomac des oiseaux de proie étant la fosse commune.

La tour blanche était affectée à ceux qu'un tribunal spécial déclarait vertueux (un tribunal similaire a existé chez les Egyptiens et dans les enfers des religions

(1) Dans certaines villes de l'Amérique du sud ce sont encore les vautours qui font le service de nettoyage des immondices qui pavent les rues.

grecque et romaine); la tour noire était pour ceux qui n'avaient pas trouvé grâce devant les juges. Il faut croire que la tour blanche était beaucoup plus grosse que la tour noire !

De nos jours les Guèbres descendant des Parsis vaincus, disciples de Zoroastre, exposent encore les corps morts sur une plate-forme soutenue par un édifice circulaire appelé « *dahkmé* » et les abandonnent aux bêtes et à la destruction par les éléments. Ils n'ensevelissent aussi que les ossements.

Un autre rapprochement : dans plusieurs îles de la mer du Sud, on fait pourrir les corps sur des échafauds élevés ou sur des arbres, puis on recueille les os.

Ce serait une erreur de croire que les cadavres des souverains Parsis étaient exposés sur ces tours ; pour eux on avait creusé, près de Persépolis, un tombeau qui occupe toute une colline. Une armée d'ouvriers y avait travaillé. Diodore de Sicile appelle ce lieu « *Nakschi Roustam* ». Là repose la dynastie des Achménides ; les Artaxercès et les Darius y dorment dans une majesté dont ils n'ont plus conscience.

Asie Mineure. — A Sardes (Lydie), le roi Crésus érigeait à son père Alyatte, au milieu du lac de Gygès, un tombeau en terre et en pierre ayant plus d'un kilomètre de circonférence et au sommet duquel étaient plantés cinq obélisques.

Le tombeau de Mausole, roi de Carie, construit par Arthémise sa femme, à Halicarnasse, était cité par les anciens comme une des merveilles du monde.

Palestine. — Les Hébreux enterraient les gens du commun, ou les laissaient pourrir dans des sépulcres banaux, qui n'étaient autres au fond que des puisards ; mais ils embaumaient les personnages considérables avant de les déposer dans les sépulcres particuliers asséchés et blanchis. La fosse commune, dit Jérémie (1), n'existait que pour les étrangers et les gens du bas peuple. Le corps du Lazare biblique était embaumé et fut enfermé dans un sépulcre ; c'est aussi dans le sépulcre appartenant à Joseph d'Arimathie que l'Evangile selon saint Jean fait déposer le cadavre du novateur Jésus, après qu'il eut été embaumé par Nicodême au moyen d'une composition de myrrhe, d'aloës, de lavande, et de cinnamone. La *Genèse*, chapitre L. rapporte encore que Joseph fit embaumer son père. D'après l'ancien testament, Abraham même avait acheté une montagne dans laquelle il fit pratiquer une caverne pour servir de sépulture à sa famille C'est aux environs de Jérusalem, dans la vallée de Josaphat et sous la sainte Montagne de Sion, dans l'enceinte même de la ville, que se trouvent les vestiges des riches sépulcres royaux.

Égypte. — Les Egyptiens jetaient dans le Nil les cadavres des gens du peuple, mais moyennant finances ils étaient, comme nous l'avons déjà dit (2), embaumés, couverts de bandelettes bituminées et admis à l'honneur des hypogées, immenses galeries souterraines bâties avec des briques ou des rochers, que les Grecs

(1) Livre II, *des Rois*, chap. XXVI.
(2) Voir chapitre 1er.

ont baptisées du nom de *nécropoles* et dans lesquelles les corps étaient rangés avec ordre. Avec eux étaient renfermés les cadavres des animaux sacrés, les éperviers, les crocodiles, les bœufs, les ibis, etc. Flatteuse promiscuité dont on ne sait trop qui féliciter, des bêtes élevées et vénérées dans les temples ou des humains qui en avaient brigué l'avantage.

Quelques auteurs, entre autres Perrot (1), ont écrit que les Egyptiens étaient tous indistinctement embaumés avec plus ou moins de soin, selon leur fortune, mais que le fleuve ne recevait aucun corps, quelle que fut la classe à laquelle avait appartenu le défunt; une cave commune dans laquelle les corps auraient été empilés comme des pièces de bois, aurait servi de dernière demeure à ceux dont les ressources n'avaient pas été suffisantes pour forcer la porte des hypogées aristocratiques, acquérir une catacombe particulière ou posséder à domicile une chambre sépulcrale.

Or, suivant Diodore de Sicile, il y avait trois ordres de funérailles correspondant chacun à un embaumement de plus en plus parfait; le premier coûtait six mines, environ 600 francs, le second vingt mines, environ 1800 francs, le troisième un talent d'argent, environ 5500 francs. Ainsi les funérailles les moins chères coûtaient encore 600 francs! Comment soutenir après cela que tous les Égyptiens étaient embaumés ? il faudrait établir d'abord qu'ils possédaient tous au moins cette somme ou que quelqu'un faisait les frais de l'embaumement des indigents, les prêtres par

(1) PERROT. *Essai sur les momies.*

exemple, lesquels, suivant Le Mascrier, étaient au nombre de 50000 sur une population de 6 ou 7 millions d'habitants. Personne ne croirait à une misère aussi dorée ni à cette largesse contre nature.

Il est plus simple de conclure que ceux qui n'avaient à étaler que leur infortune n'étaient pas embaumés, et qu'ils étaient portés par le chemin le plus court à un endroit spécial du Nil où les eaux étaient profondes. Le fleuve sacré dans lequel on ne dédaignait pas de plonger les entrailles des corps de la 3e classse de funérailles, pouvait bien engloutir, à la rigueur, les corps tout entiers des déshérités.

Les Pharaons et les Psammétiques étaient déposés dans des grottes spacieuses, enrichies de sculptures, creusées dans les montagnes qui bordent le haut Nil, ou dans des édifices d'un travail extraordinaire élevés en plein désert : nous avons nommé les Pyramides.

Il y en a 9 à 15 kilomètres à l'est du Caire ; la plus haute, celle de Ghiseh, mesure encore, selon le colonel Wyse, 137 mètres de hauteur, elle en avait plus de 150 en principe. La foudre et la main des hommes en ont émietté la cime. Des inscriptions intérieures, jointes à la tradition, font remonter leur construction à près de 4000 ans. Les pyramides de Sakkarah, situées dans la plaine des momies au nord des précédentes, c'est-à-dire dans le cimetière de Memphis, lequel avait 50 kilomètres de circonférence, sont peut-être plus anciennes, mais elles sont moins élevées.

Nubie. — Il y a aussi des pyramides en Nubie, à Ypsamboul, sur la rive occidentale du Nil.

Mexique. — Il existe également au Mexique des pyramides tronquées « *les Téocallis* » qui ont jusqu'à 50 mètres de hauteur; la plus importante, celle de Cholula, a 430 mètres de côté. Elles servaient d'autels pour les sacrifices religieux, et le plus souvent, de tombeaux pour les chefs.

Ile de Sardaigne. — On trouve encore dans l'Ile de Sardaigne une espèce de pyramide ne dépassant pas 15 mètres de hauteur, « le Nurhag » qui servait de sépulture aux prêtres des religions antiques.

Grèce. — Dans le principe, les Grecs enterraient les morts; la coutume de les brûler leur vint de la Phrygie. A dater de cette époque on a enterré ou brûlé indifféremment selon le caprice des familles ou le désir du défunt. Selon Wachsmuth, on brûlait dans les temps préhistoriques, et on enterrait dans les temps historiques. Pourtant dans le « *Phédon* » de Platon, Socrate parle de son corps comme devant être brûlé ou enterré, et Plutarque nous apprend que les corps de Timoléon et de Philopœmen furent brûlés. Le même auteur nous donne le tarif des funérailles.

La 1re	classe coûtait :	5 mines,	soit environ	460 fr.
2e	—	—	3 —	—	280
3e	—	—	2 —	—	180
4e	—	—	1 —	—	90

c'était moins cher que chez les Égyptiens; il est vrai qu'en Grèce l'embaumement, lorsqu'il était pratiqué, était payé à part. Homère nous enseigne enfin, qu'aux funérailles de Patrocle, Achille fit brûler avec le corps de son ami douze Troyens et une grande quantité de bestiaux. D'autre part, des fouilles modernes ont amené la découverte de nombreux ossements humains aux portes d'Athènes, de Sparte et de Thèbes. Il est donc probable, comme nous le disions plus haut, que les deux modes de sépulture étaient simultanément employés.

Les ruines des magnifiques tombeaux grecs servent encore de modèles à nos architectes contemporains: les corps des pauvres étaient brûlés en masse, ou déposés pêle-mêle dans d'immenses fosses communes avec ceux des esclaves ou des suppliciés.

Étrurie. — En Étrurie, le tombeau du roi Porsenna avait 500 mètres de côté et 16 mètres de haut.

Les Etrusques enterraient leurs morts. Les Romains qui étaient de même essence avaient, plusieurs siècles après la fondation de leur ville, les mêmes mœurs; cependant, ainsi que l'atteste la loi des Douze Tables, l'incinération fut de bonne heure en usage et se généralisa sur la fin de la République.

Latium. — Ce furent les Grecs qui introduisirent l'ustion dans les mœurs romaines, mais la plupart des grandes familles, jalouses des traditions paternelles, ne voulurent pas l'adopter et conservèrent l'ancienne coutume: c'est ainsi que la sépulture de Marius put être profanée. La famille de Sylla fit spécialement incinérer le cadavre du Dictateur pour qu'il n'eut pas à subir le même sort.

Les corps des plébéiens étaient tout bonnement descendus dans des carrières abandonnées de pouzzolane, catacombes situées en dehors de la porte Esquiline connues sous le nom de » *Putcolæ* » ou « *puticuli* ». Sous l'Empereur Auguste, les puticuli regorgeant de cadavres et de dépouilles d'animaux, on jugea utile de les fermer; ils furent remplacés par les « *Culinæ* » et les « *Polyandra* » situées dans la campagne de Rome pour les inhumations, et par les « *publicæ ustrinæ* » pour l'incinération en commun.

Les vieilles carrières, ou les catacombes, semblent avoir été partout prédestinées à ces dépôts; on trouvait là un débarras commode et à bon marché des cadavres de la populace. A Athènes, Rome, Naples, Syracuse, Malte, les anciennes carrières sont utilisées tant par les païens que par les catholiques. En l'état de nos mœurs, les catacombes de Paris ne servent que d'ossuaires; c'est là que des divers cimetières de la capitale on transporte les ossements provenant de la reprise des fosses communes après la période quinquennaire (1).

EMPIRE ROMAIN. — Les empereurs et les dignitaires

(1) En 1786, on transporta les ossements du cimetière des Innocents dans les Catacombes. — En mai 1789, ceux des cimetières Saint-Eustache et Saint-Étienne-du-Grès. — En juin 1792, ceux de Saint-Landry et de Saint-Jullien. — En 1793, ceux de Sainte-Croix-de-la-Bretonnerie et des Bernardins. — En 1794, ceux de Saint-André-des-Arts. — En 1804. ceux de Saint-Jean-en-Grève des Capucins-saint-Honoré, des Blancs-Manteaux, du Petit-saint-Antoine. de Saint-Nicolas-des-Champs, du Saint-Esprit et de Saint-Laurent. — En 1812. ceux de l'Ile-saint-Louis et de Saint-Benoit, etc.

romains rivalisèrent de faste dans leurs monuments funéraires avec ce qu'avait produit de plus riche et de plus fastueux, la civilisation Égyptienne.

Les sarcophages de l'époque romaine ornent les musées de toutes les grandes villes d'Europe ; on les trouve encore par milliers près de la « via Appia » à Rome et dans les Aliscamps d'Arles, cette deuxième capitale de l'empire latin. Le tombeau de Metella à Rome était composé d'une tour ronde à plusieurs étages. Le Mausolée d'Auguste construit au champ de Mars, formé de terrasses superposées, en retraite l'une de l'autre et complantées d'arbres précieux, était surmonté de la statue colossale en bronze de l'empereur ; les murs de soutènement, en marbre blanc massifs, portaient en bas-relief des sculptures d'une admirable exécution. Le tombeau d'Adrien « Moles Hadriana » dont on a utilisé les ruines pour en faire une forteresse connue sous le nom de château Saint-Ange, comprenait à l'origine trois plateformes qui s'étageaient au dessus d'un énorme soubassement; tous les ordres d'architecture avaient concouru à embellir ce monument, que décorait une légion de statues dues au ciseau des plus grands maîtres de la belle époque de l'art romain.

Les serviteurs des grands personnages étaient plus heureux que leurs frères en roture : les ouvriers de tous corps d'état, les affranchis et les esclaves. Leurs maîtres construisaient ordinairement pour eux des tombeaux communs appelés « *Columbaria* » à cause de leur ressemblance avec des colombiers ; c'étaient des maisons souterraines à plusieurs rangées de niches destinées à recevoir les urnes funéraires ou les cercueils.

En Espagne on a emprunté cette méthode, probablement à l'époque de l'occupation romaine ; plusieurs grandes villes y possèdent actuellement des cimetières tout entiers disposés de cette façon, et dont le dépositoire municipal du cimetière Saint-Pierre à Marseille peut donner une idée.

GAULE CELTIQUE. — Les premiers habitants de la Gaule nous ont laissé, indépendamment des pierres levées, de nombreux amas de terre pour signaler leurs sépultures. Il y a d'abord le simple tumulus, puis les « *Galgals* » dont la base est serrée dans un cordon de pierres. A Sazeau, dans le Morbihan, il existe encore une sépulture celtique de cette catégorie qui a 35 mètres de hauteur; il y en a une autre à Vimy (Artois) qui contient plusieurs couches d'ossements, etc.

Du côté de Saverne et de Dabo, sur ces hauts plateaux des Vosges où se sont solidement établis tous ceux qui ont eu à défendre les plaines de la Lorraine contre les invasions, depuis les Celtes jusqu'aux Français, on trouve des débris de monuments funèbres qui remontent à une époque très reculée, sans doute contemporaine des émigrations kymriques ou germaines; ils consistent en auges en pierres sèches, recouvertes chacune par un bloc triangulaire dont les deux faces supérieures sont légèrement convexes. Leur section transversale est celle d'une mitre. Ce qu'il y a de curieux à noter, c'est que la plupart des mausolées Cariens et Lyciens affectent la même forme, quelles que soient leurs dimensions, ce qui permet de croire à une infiltration grecque qui dès la plus haute antiquité se serait produite tant par les côtes de l'Océan que par celles de la Méditerrannée, et aurait pénétré jusqu'aux confins du pays celtique.

C'est de la même période que datent les sépultures trouvées sur presque tous les points de la France, notamment dans la vallée du Riverot (Castillonais) sous des blocs erratiques ou des dolmens; à Arles, aux lieux dits Castelet et Cordes, dans des grottes; à Allieu près Montbrison (Forez), dans de petites fosses; dans les grottes de Nogent-les-Vierges; sous les dolmens de Fresnicourt, Avesne-le-Comte, les menhirs d'Ecoivre, les pierres posées de Villers-au-Bois, sous les mottes de Valmy, Rouvroy, Lens (Artois); sous les dolmens de Hambers, Montenay, Niort, Saint-Ellier (Mayenne), sous ceux de Saint-Césaire (Alpes-Maritimes); dans les grottes de Menton, dans celles de Calès près Lamanon, de Maniver près Lambesc (Bouches-du-Rhône), à Saint-Acheul (Somme), Moustiers (Dordogne), etc. Une découverte singulière fut faite à Thuisy, dans la Marne, ces dernières années; on mit au jour des sépultures gauloises dans lesquelles les guerriers avaient été enterrés avec leurs armes et leur char de combat; le casque avait la forme conique aujourd'hui adoptée par l'armée Allemande.

Il y a lieu d'observer que dans la Gaule on brûlait ou en enterrait les corps sans préférence marquée pour l'un ou l'autre système, comme en Grèce, ainsi que l'attestent les squelettes complets que l'on a trouvés sur les mêmes points où gisaient aussi des urnes primitives faites sans le concours du tour, décorées à l'ongle ou au doigt et contenant des cendres et des débris d'ossements calcinés. Nous devons également retenir que lorsque les corps n'étaient pas incinérés, ils étaient en général accroupis, repliés sur eux-mêmes et non étendus dans la terre ; plusieurs gâteaux d'ossements dans lesquels les membres supérieurs étaient retournés, aplatis sur les inférieurs, et les crânes placés entre les tibias et les humérus, ont été rencontrés dans le petit cimetière dallé de Compan sur le territoire de Luzarches, dans les grottes de Castelet près d'Arles, et dans d'autres contrées.

Nous n'avons rien à ajouter sur une période où tout atteste le soin relatif que l'on avait de la sépulture de l'homme, laquelle était à peu de chose près la même, quelle que fut la position sociale de l'individu.

Gaule Romaine. — Après l'invasion Romaine, alors que le luxe entre avec la civilisation nouvelle sur le vieux sol des Brennus, une ligne de démarcation profonde se trace lentement dans les champs de repos entre les riches et les pauvres. Certaines sépultures deviennent de plus en plus somptueuses, et les pouvoirs publics, à mesure qu'ils se centralisent, n'accordent plus aux petits que la portion congrue de facultés et de droits ; les uns et les autres deviennent en majeure partie le partage de la fortune et de l'influence. Ce que nous n'avions pas constaté dans la Gaule antique, qui élevait ses autels sur ses tombeaux, nous le voyons se manifester dans la Gaule Romaine, où tandis que la sépulture des enfants du peuple devient un objet de dégoût, celle des vainqueurs et des enrichis de la conquête devient un objet d'admiration. Partout, de riches tombeaux restent encore sur le sol foulé par les armées triomphantes de César et de Crassus; nous avons parlé des sarcophages d'Arles, nous citerons encore les monuments funèbres de Saint-Rémy de Provence, Senlis, Lyon, Orange, Narbonne, Aix, etc.

Il serait pour nous superflu, de suivre pas à pas la marche d'une transformation dont l'histoire va de pair et se confond avec celle de l'époque romaine déjà décrite ; il nous suffira, avant de terminer ce rapide exposé, de montrer quelle fut la coutume sous la Monarchie française, pour que chacun puisse conclure conformément à la logique des faits.

France. — Nous avons dit dans le précédent chapitre que non-seulement les riches briguaient l'honneur d'être inhumés dans les églises, mais encore sous l'égout du toit des sanctuaires; en effet nous en trouvons la preuve dans l'inspection des anciens édifices religieux, dont le dallage et les flancs recèlent encore des plates-tombes et des restes humains. Quatre vers extraits du roman du Rou, attestent aussi que sous les rois de la deuxième race, les grands personnages usaient de leur crédit pour obtenir cette faveur:

« Un sarkeu fist apareiller
« Lez la meisière del Mustier (contre le mur de l'église)
« A mètre emprès sa mort sun cors
« Suz la gutière de defors..... »

Dans les églises, les places se payaient aussi fort cher; il n'est donc pas étonnant que le cadavre de l'humble ouvrier ne put pas y entrer.

Écoutons à ce sujet la complainte de François Garin, poète du xve siècle :

Parler vueil de la saincte terre
De lesglise, ou l'on enterre
Riches, pouvres, communément!
Elle se vent moult chièrement
A tous ceulx qui ont de lavoir
Pour deux ou trois pas en avoir;
Et toujours la terre demeure
Pour aultrefois mettre en œuvre.
Chière terre se peut nommer
Sans riens la sainctetė blasmer.
Grans debas souventes fois ont
Les paroisses, dont se meffont,
Pour les corps mors mettre en terre.
Ils sen playdoyent et font guerre.
Hélas, ce n'est pas pour le corps
Dont est issue l'âme hors,
C'est pour avoir la sépulture;
Du corps aultrement ils n'ont cure.

Le cimetière des Innocents, sur lequel nous revenons pour compléter les documents irrécusables que nous avons donnés plus haut, avait, selon Cadet de Vaux, Inspecteur Général des objets de salubrité en 1780, une surface de 1700 toises carrées (1). Les murs

(1) CADET DE VAUX, *Mémoire historique et physique sur le cimetière des Saints-Innocents*, 1783.

d'enceinte en avaient été élevés par Philippe-Auguste en même temps qu'il faisait paver les rues de Paris soit en 1184, mais son existence remontait déjà à plusieurs siècles et sa création concordait certainement avec l'occupation romaine de cette ville. Voici ce qu'il était devenu vers la fin du XVIIIe siècle, selon le chimiste Antoine de Fourcroy (1) :

« Les fosses communes consistaient en des cavités de trente pieds de profondeur et de vingt de largeur dans leurs deux diamètres, dans lesquelles on plaçait par rangs très serrés les corps des pauvres renfermés dans leurs bières. La nécessité d'en entasser un grand nombre obligeait les hommes chargés de cet emploi de placer les bières si près les unes des autres, qu'on peut se figurer les fosses remplies comme d'un massif de cadavres séparés seulement par des planches d'environ six lignes d'épaisseur ; ces fosses contenaient chacune mille à mille cinq cents cadavres. Lorsqu'elles étaient pleines on chargeait la dernière couche des corps d'environ un pied de terre et on creusait une nouvelle fosse à quelque distance. C'était autant de vastes foyers de corruption que contenait cette enceinte. Cependant le sol gonflé par ces dépôts si nombreux, excédait de plus de huit à dix pieds le niveau des rues avec lequel il fallait parvenir à l'accorder. D'ailleurs nulle interruption n'avait eu lieu dans les inhumations de l'église. Des corps récemment inhumés reposaient dans ses parois. Enfin d'innombrables milliers d'ossements, successivement rejetés du sein

(1) FOUCROY. *Mémoire sur les différents états des cadavres trouvés dans les fouilles du cimetière des Innocents*, 1787.

de la terre, qui depuis longtemps rassasiée de funérailles s'ouvrait encore chaque jour pour s'en pénétrer de nouveau, étaient entassés sous les toits des charniers et contenaient les débris de plusieurs générations que le temps avait englouties. »

Haguenot (1) s'exprime ainsi : « La coutume d'inhumer dans les églises, dit-il, résulte de la vanité des laïques et de l'avarice dont les clercs n'ont pas toujours été exempts ». Il raconte, entr'autres accidents causés par la *malignité de la vapeur* qui s'échappait des caves mortuaires, que lors de l'enterrement du sieur Guillaume Boudon, pénitent blanc à l'église Notre-Dame d'Avignon, trois personnes descendues dans les caveaux y trouvèrent la mort. « Quand ces caves sont pleines, ajoute-t-il, on les vide pendant la nuit, les unes au bout de trois ans, les autres chaque année, pour déposer les cadavres *entre la voûte et les toits du temple* ; l'intérêt que l'on a de faire place à de nouveaux morts fait qu'on les retire quelquefois entiers, demi pourris, ce qui cause souvent dans les églises et au voisinage une puanteur capable d'infecter une grande étendue d'air. »

Maret (2) a relevé ce fait : « Un homme très gros fut enterré dans l'église paroissiale de Talant (Côte-d'Or), on n'avait pas proportionné l'évasement du fond de la fosse au volume du cadavre et l'on ne put faire descendre le cercueil qu'à un pied au-dessous du niveau du sol. Quelques jours après la putréfaction

(1) HAGUENOT, *Mémoires sur les dangers des inhumations*, Avignon, 1771.

(2) MARET, *Mémoire sur l'usage où l'on est d'enterrer les morts dans les églises et dans l'enceinte des villes*, Dijon, 1773.

étant devenue considérable, des émanations infectaient l'air et trois semaines s'étaient à peine écoulées que l'infection obligea de déserter l'église. Trois fossoyeurs ayant reçu ordre de transférer ce cadavre ne purent mener l'opération à bien qu'avec les plus grandes difficultés, à cause de la fétidité des vapeurs, et l'un d'eux pris de vomissements, après l'ouvrage, se mit au lit et mourut au bout de dix jours. » Plus loin Maret mentionne aussi une épidémie de fièvre qui éclata à Saulieu et qui eut pour cause les émanations qui se dégageaient de cadavres mal enterrés dans l'église Saint-Saturnin, où se réunissaient en ce moment cent dix-sept enfants, que l'on disposait pour leur première communion.

Voltaire écrit (1) : « Vous entrez dans la gothique cathédrale de Paris, vous y marchez sur de vilaines pierres mal jointes, qui ne sont point au niveau ; on les a levées mille fois pour jeter sous elles des caisses de cadavres. »

Nous pourrions multiplier les citations de ce genre.

ANGLETERRE. — Cet état de choses existe encore en Angleterre. Du rapport à la reine en date de 1851, de la commission spéciale formée de MM. Carlisle, Ashaley, etc., nous extrayons les passages suivants :

Cimetière Sainte-Anne (Londres). — Ce cimetière est entouré d'habitations. Le terrain est si complètement occupé que ce n'est que par des sondages que

(1) VOLTAIRE, *Dictionnaire philosophique*, au mot *enterrement*.

le fossoyeur arrive à découvrir un endroit où on peut déposer un nouveau cercueil. En creusant, on voit souvent tomber sur les côtés des débris de corps humains ; les habitants des maisons voisines qui plongent sur la portion réservée aux indigents, ont vu des crânes avec des portions de scalp et de cheveux jetés hors des tombeaux.

Cimetière Saint-Barthélemy. — Quatre cimetières portent ce nom, tous quatre sont entourés de maisons et recouverts de toutes sortes de débris, arêtes de poissons, rats morts, os de volailles, épluchures, etc., les cercueils sont descendus dans une vaste fosse, laquelle une fois pleine, est recouverte d'un pied de terre.

A Liverpool et à Manchester, on se sert de profondes fosses communes, où l'on entasse les cercueils l'un sur l'autre, et on recouvre le tout d'un toit mobile, en planches.

Félix Pyat, qui a longtemps habité Londres, écrit en 1888 (1) : « Le convoi passa librement jusqu'à une sorte de fosse commune très profonde, où étaient déjà déposés et entassés les uns sur les autres plusieurs étages de cercueils. Arrivé au but, le convoi s'arrêta, les fossoyeurs passèrent deux cordes sous la bière et la descendirent dans la fosse au milieu du silence recueilli des proscrits. Kensal-green est le Père-Lachaise de Londres ; il a aussi son quartier pauvre, car il en est des nécropoles comme des biopoles. La mort

(1) Félix Pyat, *Le Chiffonnier de Paris,* roman tiré de son drame. Les faits se déroulent en 1851.

a ses inégalités comme la vie, et dans ce pays aristocratique par excellence plus qu'ailleurs.

« Il y a, en effet, dans leurs cimetières, outre les tombes de famille, de véritables salons de compagnie, des chambres de société funèbres où sont réunis les cadavres du grand monde, la haute pourriture. N'y est pas reçu, même en payant, celui qui n'est pas noble. C'est comme chez la reine, il faut être présenté. »

En Ecosse, c'est la même chose ; à Neath, Dowlais, Greenoch, Inverskip, les cimetières sont infects, des os encore recouverts de chair sont exposés aux regards. Le respect des morts y est nul ; M. Alexandre Lyle raconte que son père a vu dans cette dernière ville un enfant traîner derrière lui un crâne dans les rues, au moyen d'une ficelle passée dans les narines.

Une compagnie anglaise eut même le cynisme, en 1855, apres la guerre de Crimée, de solliciter du gouvernement russe l'autorisation d'exploiter les champs de bataille des environs de Sébastopol pour en utiliser les ossements au profit d'une fabrique de cirage. Les Cosaques furent indignés ; l'esprit de mercantilisme oblitère légèrement le sens moral chez nos voisins d'Outre-Manche ; c'est là un fait qui ressort des relations qui sont quotidiennement publiées sur l'antique Albion, dont les richesses resplendissantes du manteau ne peuvent entièrement cacher les plaies sociales et les misères hideuses.

ITALIE. — Un autre écho contemporain, non moins écœurant, mais venant d'Italie (1), relate que dans le

(1) *La Sentinella delle Alpi,* journal de Coni, 1er septembre 1887.

village de Granile, commune de Tende, on précipite les cadavres dans un gouffre profond où ils servent de pâture aux animaux. Audot (1) dit qu'à Naples on a construit un campo-santo qui ne comprend que trois cent soixante-six fosses. Chaque jour on en ouvre une à la suite, on y jette pêle-mêle les morts de la veille que l'on recouvre de chaux vive, puis on la referme pour ne la rouvrir qu'un an après, alors qu'il n'existe plus au fond de ce puisard qu'une matière calcinée, semblable à du gravois et que l'on transporte n'importe où.

Cette digression nous a un instant écarté de notre sujet; il nous reste à dire un mot des tombeaux particuliers construits en France pendant cette phase du moyen âge, et le présent chapitre sera clos. Les principaux se trouvent naturellement dans les églises et dans les cloitres.

L'abbaye de Saint-Denis, fondée par Dagobert, fut destinée à la sépulture des rois de France ; la statue du fondateur, de taille colossale, était élevée sur un tombeau, dans le cloître. On y trouve aussi le tombeau de Charles le Chauve, en bronze émaillé ; celui de François Ier, par Philibert Delorme, aidé de Pierre Bontemps, Germain Pilon, Ambroise Perret. Jacques de Chantrel et Jean de Bourgy, c'est un chef-d'œuvre d'élégance et de magnificence ; celui de Henri II, dû tout entier au ciseau de Germain Pilon ; celui de Charles VIII, en style Renaissance, et presque tout en bronze doré, etc.

Nous citerons encore la tombe de Charles, comte

(1) AUDOT, *L'Italie*, 1823.

d'Étampes, petit-fils de Philippe le Hardi, placée dans l'église des Cordeliers, à Paris ; la statue de marbre blanc repose sur une dalle de marbre noir et sous un édicule à jour, en pierre, d'un remarquable travail. A Limoges, dans la cathédrale, un riche monument du XIVe siècle en style ogival flamboyant, élevé à la mémoire d'un évêque, dont la statue mitrée est couchée sur un bas-relief et recouverte par un dais sous lequel des thuriféraires entr'ouvrent les rideaux pour laisser voir la couche funèbre. — Le tombeau Renaissance de Charles de Lalaing, gouverneur de Daudenarde, au XVIe siècle, du musée de Douai, autrefois à l'Abbaye-des-Prés, remarquable par la belle statue, due au ciseau de Georges Monoïer. Ceux des évêques Charles de Bertin (1774), œuvre de Christophe Fossati, de Marseille, et qui coûta 2,800 livres; Sébastien de Rosmadec (1646), François d'Argouges (1716), qui se trouvent dans la cathédrale de Vannes, enfin dans le magnifique cloître de cet édifice, le cimetière réservé, érigé en 1646. Le tombeau de François II, duc de Bretagne, dans la cathédrale de Nantes, le tombeau de Marguerite de Bourbon dans l'église de Brou, près Bourg-en-Bresse.

Nous nous arrêtons, la nomenclature serait trop longue. Aussi bien nous pensons en avoir assez dit, à tous les points de vue, pour que le contraste soit frappant et que l'opinion de chacun soit faite. Le cimetière des Innocents et Saint-Denis, le tombeau d'Adrien et les carrières de Rome, les Pyramides et le Nil, les tours noire ou blanche et Nakschi-Roustam, les Dagobas et le Gange, c'est le martyrologe des peuples en quatre lignes et la confirmation de notre théorie.

III

LA LOI EN FRANCE AVANT LA RÉVOLUTION

Avant de faire connaître les lois contemporaines qui assurent l'ordre, la décence et l'hygiène publics, il est bon de jeter un coup d'œil sur les diverses phases par lesquelles a passé la législation concernant les cimetières.

En 148, Antonin le Pieux, par un rescrit, punit de 40 pièces d'or le délit d'inhumation dans l'intérieur des villes.

Environ deux siècles après, Théodore Ier le Grand reconnut cette peine insuffisante et la porta à la confiscation du tiers des biens du coupable et à une amende de 50 livres d'or pour les complices.

Le concile de Prague, en 563, autorise les inhumations à l'extérieur et alentour des murs de la ville: celui d'Auxerre, en 585, défend d'inhumer dans les basiliques et de superposer les corps; celui de Nantes, en 660, prend la même décision; (concile de Constantinople, 710): « Il ne faut pas, dans l'enceinte des lieux saints, tenir cabarets ni boucheries, ni rien étaler des autres sortes de choses qui se mangent, ni même y vendre rien du tout, conservant la vénération qui est due aux églises. »

Charlemagne, en 797, interdit les inhumations dans les églises par ses capitulaires.

En 813, le concile d'Arles fit inhibition de toutes sépultures à l'intérieur des cités, *sauf redevances*. En 820, une novelle de l'empereur Léon V, dit l'Arménien, défendit de placer les tombeaux hors des villes.

Le concile de Meaux, en 845, celui de Tribur, en 895, ne concédèrent qu'aux membres du clergé et aux laïques notables, c'est-à-dire à ceux de ces derniers qui étaient *susceptibles de faire des libéralités*, la faculté d'être inhumés dans les saints lieux. Celui de Nantes, en 890, ne permit d'élever des tombeaux que dans les dépendances des églises, et non plus dans les nefs, ni dans le chœur, ni dans les chapelles contiguës.

En Bretagne, au xe siècle, le clergé exigeait le tiers des biens des défunts comme droit à la sépulture chrétienne dans les églises(1). Il fut convenu au synode de Toulouse, en 1093, que désormais il y aurait dans chaque cité deux cimetières ; l'un pour les évêques et les grands seigneurs, l'autre pour le menu peuple ! Oh ! Fraternité chrétienne.

Les conciles de Bourges, 1528, et de Bordeaux, 1624, défendirent de tenir foires et marchés dans les cimetières, et d'y vendre des aliments ou des boissons.

(1) Borjon, ancien avocat au Parlement de Paris, *Recueil de décisions*.

Un arrêt du Parlement de Dijon, du 3 mars 1560, défendit de faire un lieu de danse du champs de repos ! vraie danse macabre. C'était du reste l'époque où l'on aimait évoquer les spectres, les Stryges et les Goules. Des images représentant des rondes infernales, conduites par la Mort, sous la forme d'un squelette recouvert d'un suaire, l'épée au côté et la plume au chapeau, étaient communes. On peignait quelquefois cette farandole sinistre sur les murs des cloîtres ou des cimetières ; on en trouve des spécimens sur les murs des cimetières de Dresde (Saxe) et de la Chaise-Dieu (Auvergne). Au petit Bâle, sur les murs du cloître des Dominicains, il existait une peinture de ce genre qui remontait à l'an 1312. La mort secouant les grelots de la folie est une des antithèses chères au moyen âge.

Le Concile de Milan, 1573, dit : « que l'évêque ait bien soin que les cimetières soient environnés de murs, ou du moins de haies bien fortes et que tout autour l'entrée en soit fermée aux bestiaux ; que l'on y dresse aussi dans le milieu, une *croix* qui soit stable. »

Le Concile de Cambrai, 1586, prescrivit également d'entourer les cimetières de murs et de dresser au milieu une grande *croix*, destinée à rappeler la sainteté du lieu. Telle fut l'origine de la « Croix des cimetières » que l'on rencontre dans tous ceux qui sont de date ancienne. Ces dispositions furent confirmées par l'édit de 1695 et l'arrêt du 21 mai 1765 qui fixa la hauteur des murs à 10 pieds. On sait, du reste, que Philippe-Auguste avait, de son autorité privée, fait ceindre de mur le cimetière des Innocents au commencement du XIIIe siècle.

Un arrêt du parlement de Rennes du 14 mai 1622, interdit leur entrée à ceux qui portaient des armes et des bâtons ou qui y tenaient une conduite déshonnête. Cette dernière défense visait les femmes de mauvaise vie, les ribaudes qui choisissaient ces lieux pour y exercer leur métier ; on peut mettre cette fantaisie là à côté de la danse macabre.

Un arrêt du Parlement de Besançon du 20 décembre 1684, prononça la peine de 100 livres d'amende, et la confiscation des marchandises contre ceux qui lèveraient boutique dans les cimetières. Il serait utile, dans plusieurs localités, de le faire revivre, car on s'y livre à un véritable trafic d'objets funéraires.

Un arrêt de règlement du 4 août 1745, rendu par le diocèse de Boulogne, faisait défense à toute personne, tant ecclésiastique que laïque, « de mettre aucuns bestiaux dans les cimetières sous quelque prétexte que ce pût être, même sous celui d'en avoir acheté l'herbe au profit de l'Église. » Arrêt audacieux qui ose établir que les ecclésiastiques donnaient l'exemple de la profanation et en tiraient profit.

En 1763, le Parlement, fatigué des plaintes qu'il recevait quotidiennement, prescrivit aux fabriques de toutes les paroisses de son ressort, d'adresser des rapports sur les cimetières au procureur général, afin qu'il fut statué après enquête. Sur le réquisitoire de ce magistrat déclarant qu'il était urgent de mettre un frein aux abus qui existaient dans cette branche de l'administration, la Cour, par son arrêt du 21 mai 1765, dont il a été déjà parlé à propos des murs de clôture, ordonna la fermeture des dix-huit cimetières de Paris à partir du 1er janvier 1766, proscrivant les inhumations dans l'intérieur des églises, excepté pour les ecclésiastiques, les possesseurs de caveaux, et ceux qui payeraient 2,000 livres à la fabrique, et fixa à huit le nombre des cimetières à créer extra muros. Ce règlement eut le sort dès autres ; en 1789, les cimetières visés, sauf celui des Innocents, fermé, nous l'avons dit, en 1785, continuaient à recevoir des morts.

Arrêt du Parlement de Paris du 21 mai 1765.

Art. 1er. — Aucunes inhumations ne seront plus faites à l'avenir dans les cimetières actuellement existants dans cette ville, sous aucun prétexte que ce puisse être, et sous telle peine qu'il appartiendra, et ce, à compter du 1er janvier prochain, sauf néanmoins, dans ceux qui seront exceptés par l'article 19 ci-après :

Art. 2. — Que les cimetières actuellement existants demeureront dans l'état où ils sont, sans que l'on puisse en faire aucun usage avant le temps et espace de cinq années, à compter dudit jour, 1er janvier prochain, après lequel temps il sera procédé à la visite desdits terrains, par les officiers de police, et par les médecins et chirurgiens du Châtelet, pour leur avis être communiqué aux curés et marguiliers de chaque paroisse, et dans le cas où les officiers et médecins estimeraient qu'on pourrait faire usage desdits cimetières, se pourvoir par lesdits curés et marguiliers vers le supérieur ecclésiastique, pour obtenir de lui la permission d'exhumer les corps et ossements, avant de remettre lesdits terrains dans le commerce.

Art. 3. — Qu'aucunes sépultures ne seront faites à l'avenir ou accordées dans les églises, soit paroissiales, soit régulières, si ce n'est celles des curés ou supérieurs décédés en place, à moins qu'il ne soit payé à la fabrique la somme de 2,000 livres pour chaque ouverture en icelles ; et que, quant aux sépultures dans les chapelles et caveaux, elles ne pourront avoir lieu que pour les fondateurs ou leurs représentants, et pour ceux des familles qui en sont propriétaires, ou sont dans une possession longue et ancienne d'y avoir leurs sépultures, et ce, à la charge d'y mettre les corps dans des cercueils de plomb et non autrement.

Art. 4. — Qu'il sera fait choix de sept à huit terrains différents, propres à recevoir et consommer les corps et situés hors de la ville, au sortir des faubourgs, aux endroits les plus élevés et assez étendus pour l'usage des paroisses de chaque arrondissement.

Art. 5. — Que chacun desdits cimetières sera clos de murs de 10 pieds d'élévation dans tout le pourtour et que dans chacun d'iceux, il y aura une chapelle de dévotion et un logement de concierge, sans qu'on y puisse construire autres bâtiments, ni même mettre dans l'intérieur aucune épitaphe, si ce n'est sur lesdits murs de clôture et non sur aucunes sépultures.

Art. 6. — Que les enterrements se feront comme par le passé, mais après les prières finies dans l'église, les corps seront portés dans le lieu du dépôt ou chapelle mortuaire, tel qu'il sera ci-après indiqué, article 10, pour un certain nombre de paroisses de chaque arrondissement, sans que, sous aucun prétexte, l'on puisse y accorder de sépulture particulière, non plus que dans le cimetière commun.

Art. 7. — Que les pierres ou serpillières seront marquées d'une lettre alphabétique indicative de la paroisse et d'un numéro qui, porté également à la marge de l'extrait mortuaire de chaque défunt, indiquera que le corps y est renfermé ; et les corps seront accompagnés, lors du transport au dépôt, d'un ecclésiastique de la paroisse d'où le transport sera fait et y demeureront jusqu'au lendemain matin.

ART. 8. — Il restera toujours, audit lieu de dépôt, l'un des ecclésiastiques qui aura accompagné les corps jusqu'au moment où l'on viendra les lever pour les transporter au cimetière commun de chaque arrondissement, pour prier Dieu pour les défunts ; à l'effet de quoi, il sera bâti dans le dépôt de chaque arrondissement une ou deux chambres, pour ledit ecclésiastique pris alternativement dans chaque paroisse de l'arrondissement et nommé par le curé de la paroisse.

ART. 9. — Tous les jours, à deux heures du matin depuis le 1er avril jusqu'au 1er octobre, et à quatre heures du matin depuis le 1er octobre, jusqu'au 1er avril, on ira lever les corps qui auront été portés audit dépôt, et ils seront transportés dans un ou plusieurs chars, couverts de draps mortuaires, attelés de deux chevaux allant toujours au pas, au cimetière commun de l'arrondissement. Le conducteur dudit chariot se rendra d'abord au premier des dépôts de l'arrondissement qui sera sur la route, et ira successivement à chacun des dépôts, et ledit chariot sera toujours accompagné d'un ecclésiastique ou deux au plus. Le chariot sera précédé d'autant de lanternes qu'il y aura de dépôts dans l'arrondissement, et les porteurs d'icelles chargeront le chariot et aideront en route en cas d'accident ; ils seront en même temps les fossoyeurs du cimetière commun.

ART. 10. — Chaque entrepôt où seront déposés les corps, en attendant qu'ils soient portés au cimetière commun, sera un lieu fermé, à la hauteur de 6 pieds au moins, de murailles garnies au-dessus de barreaux de fer, de 4 pieds de haut dans le pourtour, et terminé par une voûte ouverte dans son sommet.

Art. 13. — Que la dépense à faire pour l'acquisition des terrains et bâtiments qui devront servir aux nouveaux cimetières, sera supportée par chaque paroisse du même arrondissement, à proportion du nombre des sépultures annuelles qu'elles peuvent avoir, et au marc la livre de la somme totale qui aura été employée aux dépenses sus-dites du cimetière de leur arrondissement.

Art. 14. — Que les paroisses de chaque arrondissement seront tenues de contribuer dans la même proportion de l'article précédent à la dépense et entretien, gages et appointements, soit des ecclésiastiques et luminaires, soit du char, des chevaux, du concierge et des fossoyeurs, soit du cimetière commun, soit du lieu du dépôt, particulier à chacune des paroisses de chaque arrondissement, et généralement à toute dépense commune de quelque nature qu'elle puisse être.

Art. 15. — Que pour supporter lesdites charges, il sera payé par les héritiers ou les représentants des défunts, à la fabrique de chaque paroisse, un supplément de 6 livres par chaque enterrement des grands ornements, et de 3 livres pour chacun des autres, sauf ceux de charité et demi-charité, pour raison desquels il ne sera rien perçu, non plus que pour ceux qui, en payant le double des frais ordinaires en tout genre, voudraient faire porter directement le corps de leurs parents au cimetière commun, sans que pour ce, l'on y puisse ouvrir aucune fosse particulière, s'il n'est pas préalablement payé la somme de 300 livres qui sera employée aux dépenses communes des paroisses de l'arrondissement; et qu'il sera réservé à cet effet un terrain de 8 pieds au pourtour extérieur des murailles de chaque cimetière, dans lequel espace ne pourra être ouverte aucune fosse commune.

ART. 16. — Que la fosse commune de chacun des huit cimetières sera renouvelée au plus tard trois fois dans l'année, et l'ancienne comblée, quand même elle ne serait pas remplie ; savoir : une fois depuis octobre jusqu'en avril et deux fois depuis le 1er avril jusqu'au 1er octobre.

ART. 17. — Que l'ouverture de la fosse générale sera couverte et fermée par un assemblage de bois sur lequel sera attachée une grille de fer fermant avec un cadenas.

ART. 18 — Défend au concierge et à tous autres de planter aucuns arbres ou abrisseauux dans lesdits cimetières.

ART. 19. — Ordonne qu'il ne sera rien innové quant à présent pour les sépultures des personnes habitant dans les hôpitaux, maisons et communautés religieuses, tant d'hommes que de filles, autres que celles ci-dessus désignées.

Fait en parlement, le 21 mai 1765.

Enfin le 10 mars 1776, à la requête du clergé lui-même, trop sagace pour ne pas comprendre qu'il était de son propre intérêt de suivre le mouvement, fut promulguée la déclaration qui clôt la série des mesures coercitives émanant de l'autorité des évêques, conciles, parlements et Rois.

Cette déclaration qui avait une valeur relative très réelle, tant par sons sens pratique que par le nombre des points qu'elle réglait, était applicable à tout le Royaume, et avait pour objet principal d'interdire les inhumations dans les églises, ne faisant exception que pour les membres du clergé et de l'administration des fabriques. Elle faisait connaître les dimensions qu devaient avoir les caveaux, lesquelles étaient d'a moins 72 pieds carrés de surface au fond et la hauteu de 6 pieds, sans qu'aucun cercueil put être déposé une profondeur inférieure à cette mesure, et avec l faculté de creuser très profondément, pourvu qu cette excavation ne compromit pas la solidité de l'é glise. Il était enjoint de paver et recouvrir les dit caveaux avec de grandes dalles. Les communautés re ligieuses étaient autorisées à posséder un cimetière particulier dans l'enceinte de leurs couvents. Les archi diacres étaient chargés de l'inspection des cimetière et de l'exécution des règlements de concert avec le substituts du procureur général et du procureur fiscal

On voit que l'acte royal avait une certaine impor tance, quoique les privilèges dont le clergé y avait le bénéfice, en atténuassent singulièrement le caractère et en diminuassent la portée ; c'était pourtant le « *summum Jus* » de la royauté, elle ne pouvait faire davantage ; cette fameuse déclaration de 1776, demeura lettre morte.

Déclaration du Roi, concernant les inhumations, donnée à Versailles le 17 mars 1776, registrée en parlement le 21 mai 1776.

Louis, par la grâce de Dieu, roi de France et de Navarre, à tous ceux qui ces présentes lettres verront, salut. Les archevêques, évêques et autres personnes ecclésiastiques, assemblées l'année dernière par notre permission en notre bonne ville de Paris, nous ont représenté que, depuis plusieurs années, il leur aurait été porté, des différentes parties de leurs diocèses respectifs, des plaintes touchant les inconvénients des inhumations fréquentes dans les églises et même par rapport à la situation actuelle de la plupart des cimetières qui, trop voisins des dites églises, seraient placés plus avantageusement s'ils étaient plus éloignés des enceintes des villes, bourgs ou villages des différentes provinces de notre royaume; nous avons donné à des représentations si justes, d'autant plus d'attention, que nous sommes informé que celle des magistrats de notre royaume s'est portée depuis longtemps sur cette partie de la police publique, et leur a fait désirer, sur cette matière, une loi capable de concilier avec la salubrité de l'air, et que les règles ecclésiastiques peuvent permettre, les droits qui appartiennent aux archevêques, évêques, curés, patrons, seigneurs, fondateurs ou autres, dans les différentes églises de notre royaume; excité par ces vœux légitimes, nous avons cru ne pas devoir différer d'expliquer nos intentions, et nous sommes persuadé que tous nos sujets recevront avec reconnaissance un règlement dicté par la tendre affection que nous avons et que nous aurons toujours pour leur conservation. A ces causes et autres à ce mouvant, de l'avis de notre conseil, et de notre certaine science, pleine puissance et autorité royale, nous avons dit, déclaré et ordonné et par ces présentes signées de notre main, disons, déclarons et ordonnons, voulons et nous plaît ce qui suit :

1° Nulle personne ecclésiastique ou laïque, de quelque qualité, état et dignité qu'elle puisse être, à l'exception des archevêques, évêques, curés, patrons des églises et hauts justiciers et fondateurs des chapelles, ne pourra être enterrée dans les églises, même dans les chapelles publiques ou particulières, oratoires et généralement dans tous les lieux clos ou fermés, où les fidèles se réunissent pour la prière et célébratio des saints mystères, et ce, pour quelque cause et sou quelque prétexte que ce soit ;

2° Les archevêques, évêques ou curés, ainsi que le patrons, hauts justiciers et fondateurs des chapelle exceptés dans le précédent article, ne pourront jou de ladite exception : c'est à savoir, les archevêques é évêques, que dans les églises de leurs cathédrales, le curés dans les églises de leurs paroisses, les patron et les justiciers que dans les églises dont ils sont pa trons ou sur laquelle la haute justice leur appartien et les fondateurs de chapelles dans les chapelles pa eux fondées et à eux appartenantes ; et ce, à conditio par eux et non autrement de faire construire dans les dites églises ou chapelles, si fait n'a été, des caveau pavés de grandes pierres, tant au fond qu'à la supei ficie ; lesdits caveaux auront, au moins, 72 pieds carré en dedans d'œuvre ; et ne pourra l'inhumation y êtr faite qu'à 6 pieds en terre au dessous du sol intérieur sous quelque prétexte que ce soit.

Le droit d'être enterré dans lesdits caveaux ains construits ne pourra être cédé à personne par ceu auxquels lesdits caveaux appartiendront, et ce, à quelque titre que ce soit, comme aussi, ne pourra ui semblable droit être concédé par la suite, même à titre de fondation ; et au cas que les fondateurs des chapelles actuellement existantes soient divisés en plusieurs familles ou branches qui aient également droi d'être enterrées dans lesdites chapelles, voulons que la dimension desdits caveaux augmente en proportion du nombre desdites familles, celle de 72 pieds requise par l'article précédent ne devant être imputée que pour une seule.

4° Les autres personnes qui ont actuellement droit d'être enterrées dans les églises dont dépendent les cloîtres pourront être enterrées dans lesdits cloîtres et chapelles ouvertes y attenantes, si aucune y a, pourvu toutefois que lesdits cloîtres ne soient pas clos ou fermés, et à condition pareillement d'y faire construire des caveaux suivant la forme et dimension indiquées par l'article 2 et que l'inhumation se fera 6 pieds en terre au dessous du sol inférieur desdits caveaux ; et ne pourront de pareilles concessions être accordées, à quelque titre que ce soit, qu'à ceux qui ont actuellement droit, par titre légitime et non autrement, d'être enterrés dans les églises dont les dits cloîtres et chapelles y attenantes sont dépendants.

5° Ceux qui ont droit d'être enterrés dans les églises dont il ne dépend aucun cloître comme sont les églises des paroisses, pourront choisir dans les cimetières des dites paroisses, un lieu séparé pour leur sépulture ; même faire couvrir le dit terrain, y construire un caveau, ou monument pourvu néanmoins que le dit terrain ne soit pas clos et fermé et ne pourra ladite permission être donnée par la suite qu'à ceux qui ont actuellement droit par titre légitime et non autrement d'être enterrés dans lesdites églises et de manière qu'il reste toujours dans lesdits cimetières le terrain nécessaire pour la sépulture des fidèles.

6° Les religieux ou religieuses exempts ou non exempts, même les chevaliers et religieuses de l'ordre de Malte, seront tenus de choisir dans leurs cloîtres où dans telle autre partie de l'enceinte de leurs monastères ou maisons, un lieu convenable autre que leurs églises, distinct et séparé pour leur sépulture, à la charge toutefois d'y faire construire les caveaux ci-dessus indiqués et proportionnés au nombre de ceux qui doivent y être enterrés ; et les supérieurs des communautés religieuses, seront tenus de veiller à l'observation du présent article, en cas de négligence d'en avertir les archevêques et évêques diocésains pour y être par eux pourvu ainsi qu'il appartiendra.

7° — En conséquence des précédentes dispositions, les cimetières qui se trouveront insuffisants pour contenir les corps des fidèles seront agrandis : et ceux qui, placés dans l'enceinte des habitations pourraient nuire à la salubrité de l'air, seront portés, autant que les circonstances le permettront, hors de ladite enceinte, en vertu des ordonnances des archevêques et évêques diocésains, et seront tenus, les juges des lieux, les officiers municipaux et habitants d'y concourir chacun en ce qui les concernera.

8° — Permettons aux villes et communautés qui seront tenues de porter ailleurs leurs cimetières, en vertu de l'article précédent, d'acquérir les terrains nécessaires pour lesdits cimetières, dérogeant à cet effet, en tant que de besoin, à l'édit du mois d'août 1749; voulons que lesdites villes et communautés soient dispensées pour lesdites acquisitions de tous droits d'indemnité ou d'amortissement, dont nous leur faisons pareillement remise, à condition toutefois et non autrement, que les terrains ainsi acquis ne seront employés à aucun autre usage ; nous réservant au surplus de pourvoir sur ce qui concerne les cimetières de notre bonne ville de Paris, d'après le mémoire que nous voulons nous être incessamment remis, tant par le sieur archevêque de Paris que par notre cour de parlement même par les curés de notre dite ville ou autres personnes intéressées.

L'enseignement que nous pouvons tirer des citations qui précèdent, en dehors de l'évidence éclatante qui s'en dégage que l'usage d'inhumer dans les églises est né avec le fonctionnement régulier du catholicisme et a été soigneusement perpétué jusqu'à nos jours, est que les appréciations et les décisions des clercs étaient aussi différentes entre elles que celles des laïques. Chaque juridiction prenait telle mesure à sa convenance, sans tenir compte de la part d'autorité que détenait un autre corps constitué, de manière qu'il n'existait aucune entente commune en vue d'une bonne administration.

Le public tiraillé de tous côtés, également respectueux des diverses puissances qui s'agitaient au-dessus de lui, mais constatant cette confusion des pouvoirs, craignant en outre de mécontenter quelqu'un en changeant d'habitude et certain de la mollesse avec laquelle on poursuivrait les délits, passait outre les ordonnances et arrêts ; tandis que de son côté le clergé profitait de la force d'inertie opposée à l'exécution des règlements, pour continuer à inhumer dans les églises et dans les cimetières réputés insalubres.

De telle sorte que toutes les mesures prises par les pouvoirs séculier ou ecclésiastique étaient également inobservés. Il n'y avait accord que pour la désobéissance aux lois.

C'est pourquoi, il fallait en finir une fois pour toutes avec ces légalités diverses, qui se neutralisant l'une par l'autre, amoindries par leur propre nombre, étaient incapables de remplir ensemble ou séparément, le but pour lequel les parlements avaient légiféré, les conciles prononcé, les rois ordonné.

La translation des cimetières hors de l'enceinte des communes, la suppression des caveaux funèbres dans les temples, s'imposaient ; il était urgent de réagir contre l'esprit d'indolence et d'indifférence avec lequel on résistait à l'application des lois, par la raison apparente que celles-ci étaient sans force, mais en réalité dans le but de ne rien changer aux coutumes de nos pères et de ne pas froisser le sentiment religieux des foules; contre l'esprit de routine qui veillait à la conservation des vieux usages et qui subordonnait l'hygiène à la religiosité et à la superstition.

L'anarchie et le désarroi commencèrent de cesser avec le décret du 12 frimaire an II. Ce fut le premier article de notre droit public en cette matière. Il y est dit : « Qu'aucune loi n'autorise à refuser la sépulture dans les cimetières aux citoyens décédés, quelles que soient leurs opinions religieuses et l'exercice de leur culte. »

On n'ignore pas que sous l'empire des anciennes institutions le clergé refusait d'inhumer en terre bénie, les corps des suppliciés, des suicidés, des hérétiques et des païens, et que par terre bénie on entendait autrefois la surface entière des cimetières ; aujourd'hui le clergé, n'a que la faculté de bénir chaque fosse. Par conséquent on peut actuellement inhumer dans les cimetières des corps appartenant à n'importe quel rite religieux, sans qu'aucune conscience puisse s'en montrer froissée et sans que le clergé ait à intervenir.

Il avait été précédé par divers autres décrets moins importants, relatifs aux honneurs à décerner aux grands hommes.

Il fut suivi par le décret du 23 prairial an XII (12 juin 1804) qui apporta la clarté dans ce dédale d'arrêts contradictoires, élimina ceux qui étaient contraires à l'esprit d'égalité ou dangereux pour la santé publique, et établit en quelques lignes sobres et judicieuses les conditions dans lesquelles le pouvoir civil devait se rencontrer dans les champs de repos avec le pouvoir religieux, en même temps qu'il formulait les mesures de police spéciale propres à assurer la salubrité publique, l'ordre et le respect dus aux morts.

L'élaboration de ce décret avait été pénible. L'an IX, le gouvernement du premier consul ouvrit un concours à l'Institut sur un projet de règlement relatif aux sépultures, et le 15 vendémiaire, trente-huit mémoires étaient déposés. Trois de ceux-ci furent primés ; deux se partagèrent le premier prix, ils étaient signés Amaury-Duval, archéologue, et Mulot, ancien curé à Paris, représentant du peuple. Le troisième obtint une mention honorable Mais aucun des trente-huit mémoires n'était pratique. Cet avortement qui était une preuve de l'incompétence de tous les candidats, causa une grande désillusion et retarda la promulgation de la loi projetée.

Enfin trois ans après, le projet de décret organique fut présenté à la section de l'intérieur par le citoyen Chaptal, alors ministre. Cette section était composée des citoyens Rœderer, Fourcroy, Crétet, de Ségur et Regnault-Saint-Jean-d'Angély ; le clergé y était représenté par M. Portalis avocat, chargé de ses revendications.

Ensuite vinrent successivement le décret du 4 thermidor an XIII (20 février 1806), 18 mai 1806, etc. Nous donnons ci-après les textes, en nous renfermant autant que possible dans le cadre que nous nous sommes tracé.

IV

LOIS CONTEMPORAINES ET CIRCULAIRES MINISTÉRIELLES

Lois contemporaines

4-10 avril 1791.

Décret relatif aux honneurs à décerner aux grands hommes.

Art. 1er — L'assemblée nationale décrète que le nouvel édifice de Sainte-Geneviève, sera destiné à recevoir les cendres des grands hommes, à dater de l'époque de la liberté française.

Art. 2. — Le corps législatif décidera seul à quels hommes cet honneur sera décerné.

Art. 3. — Honoré Riquetti Mirabeau est jugé digne de recevoir cet honneur.

Art. 4. — La législature ne pourra décerner cet honneur à un de ses membres venant à décéder; il ne pourra être décerné que par la législature suivante.

Art. 5. — Les exceptions qui pourront avoir lieu pour quelques grands hommes morts avant la Révolution, ne pourront être faites que par le Corps législatif.

Art. 6. — Le directoire du département de Paris

sera chargé de mettre promptement l'édifice de Sainte-Geneviève en état de remplir sa nouvelle destination et fera graver au-dessus du portique, ces mots : *Aux grands hommes la patrie reconnaissante.*

ART. 7. — En attendant que le nouvel édifice de Sainte-Geneviève soit achevé, le corps de Riquetti Mirabeau sera déposé à côté des cendres de Descartes, dans le caveau de l'ancienne église.

30 mai. — 1er juin 1791.

Décret relatif à la translation du corps de Voltaire, dans l'église Sainte-Geneviève.

L'assemblée nationale, après avoir entendu le rapport du comité de constitution, décrète que Marie-François Arouet Voltaire est digne de recevoir les honneurs décernés aux grands hommes ; qu'en conséquence, ses cendres seront transférées de l'église de Romilly dans celle de Sainte-Geneviève à Paris. Elle charge le Directoire du département de Paris de l'exécution du présent décret.

Loi relative aux biens dépendant des églises paroissiales ou succursales supprimées, donnée à Paris, le 15 mai 1791. (Décret du 6 mai 1791.)

L'Assemblée nationale, ouï le rapport de ses comités ecclésiastique et d'aliénation, sur la destination et l'emploi des édifices, emplacements et autres immeubles réels, ainsi que des biens-meubles dépendant des églises paroissiales ou succursales qui sont ou seront supprimées en exécution de la loi du 24 août 1790, Décrète :

ART. 1er — Les églises et sacristies, parvis, tours et clochers des paroisses ou succursales supprimées, à l'exception des terrains et édifices qui auront été conservés pour oratoires ou chapelles de secours, par décret de l'Assemblée nationale, seront vendus après le décret de suppression de la paroisse ou succursale, dans la même forme et aux mêmes conditions que les biens nationaux.

ART. 2. — Les sommes qui se trouveront dues par les fabriques ou communautés de propriétaires ou d'habitants, pour constructions et réparations des dites églises supprimées, de leurs sacristies, parvis, tours et clochers, ainsi que le montant des dépenses qui seront jugées nécessaires par les corps administratifs, sous l'inspection et la surveillance du roi, pour rendre les églises des paroisses et succursales nouvellement circonscrites, propres à leur nouvelle destination, et pour y faire les réparations manquant à l'époque du décret de circonscription, seront acquittées par la caisse de l'extraordinaire, après avoir été liquidées dans la forme prescrite par le titre 1er du décret des 8-12 et 14 avril dernier.

ART. 3. — Les cimetières desdites paroisses et succursales supprimées seront également vendus dans la même forme et aux mêmes conditions que les biens nationaux.

ART. 4. — Les sommes qui se trouveront dues par les fabriques ou communautés de propriétaires, pour achat ou clôture, soit des cimetières desdites églises supprimées, soit des cimetières jugés nécessaires par les corps administratifs, sous l'inspection et la surveillance du roi, pour les paroisses et succursales, nouvellement circonscrites, seront acquittées par la caisse de l'extraordinaire, après avoir été liquidées comme il est dit en l'art. 2.

ART. 5. — Les presbytères et bâtiments qui servaient à loger les personnes employées au service desdites églises supprimées, ou échangées en simples oratoires sont déclarés biens nationaux, à la charge de l'usufruit réservé par l'article 7 de la loi du 23 octobre dernier, à des curés de paroisses supprimées.

ART. 6. — Les sommes qui se trouveront dues par les communautés de propriétaires ou d'habitants, pour achat, construction ou réparation des bâtiments et presbytères mentionnés en l'article précédent, et celles qui seraient dues pour achat, constructions ou grosses réparations de semblables édifices, jugés nécessaires en la forme exprimée aux articles 2 et 4 ci-dessus, à raison des églises nouvellement circonscrites, seront acquittées par la caisse de l'extraordinaire après avoir été liquidées comme il est dit au même article 2.

ART. 7. — Tous les autres biens meubles ou immeubles de fabrique desdites églises supprimées passeront avec leurs charges à l'église paroissiale ou succursale établie ou conservée, et dans l'arrondissement de laquelle se trouvera l'église dont les dits biens dépendaient avant la suppression.

ART. 8. — Il ne sera rien payé au trésor public à raison des terrains et édifices de même nature que ceux mentionnés en l'article 1er ci-dessus, et provenant des chapitres et communautés ecclésiastiques, séculières ou régulières, supprimées en vertu de la loi du 24 août dernier, qui sont ou seront consacrés au culte par décret de l'Assemblée nationale, pour servir de nouvelle église paroissiale ou succursale, ou d'oratoire public; mais il sera disposé, comme de biens nationaux, des terrains et édifices de l'ancienne église aux charges prescrites par l'art. 2 du présent décret.

Art. 9. — Les ventes prescrites par l'art. 1er ci-dessus, ne pourront être effectuées qu'après avoir pris les précautions qu'exige le respect dû aux églises et aux sépultures.

Les cimetières ne pourront être mis dans le commerce qu'après dix années, à compter depuis les dernières inhumations.

2 octobre 1793.

Décret qui accorde les honneurs du Panthéon à René Descartes.

La Convention nationale, après avoir entendu le rapport de son comité d'Instruction publique, décrète ce qui suit :

Art. 1er — René Descartes a mérité les honneurs dûs aux grands hommes ;

Art. 2. — Le corps de ce philosophe, sera transféré au Panthéon français ;

Art. 3. — Sur le tombeau de Descartes seront gravés ces mots « Au nom du peuple Français, la Convention nationale à René Descartes, 1793, l'an 2 de la République. »

Art. 4. — Le comité de l'Instruction publique se concertera avec le ministre de l'Intérieur, pour fixer le jour de la translation.

Art. 5. — La Convention nationale assistera en corps à cette solennité. Le conseil exécutif provisoire, et les différentes autorités constituées, renfermées dans l'enceinte de Paris, y assisteront également.

12 frimaire an II, (2 décembre 1793).

Décret relatif à la sépulture des citoyens dans les cimetières publics, quelles que soient leurs opinions religieuses.

La Convention nationale, après avoir entendu le rapport de son comité de législation sur la pétition du citoyen Rogeau, membre de la commune de Warlay-Baillon, district d'Amiens, dans laquelle il expose qu'un attroupement considérable de femmes a empêché l'inhumation d'une protestante, franche aristocrate, dans le cimetière de cette commune, et demande des mesures pour empêcher le renouvellement de pareille scène; que chaque citoyen exerce librement le culte qu'il adopte ; qu'il y ait, autant que faire se pourra, un lieu particulier de sépulture pour chaque secte, etc...

Considérant qu'aucune loi n'autorise à refuser la sépulture dans les cimetières publics aux citoyens décédés, quelles que soient leurs opinions religieuses, et l'exercice de leur culte, passe à l'ordre du jour.

28 prairial an XII, (12 juin 1804).

Décret sur les sépultures.

TITRE I. — Des sépultures et des lieux qui leur sont consacrés.

Art. 1er — Aucune inhumation n'aura lieu dans les églises, temples, synagogues, hôpitaux, chapelles publiques et généralement dans aucun des édifices clos et fermés où les citoyens se réunissent pour la célébration de leurs cultes, ni dans l'enceinte des villes et bourgs.

Art. 2. — Il y aura hors de chacune de ces villes et bourgs, à la distance de 35 à 40 mètres au moins de leur enceinte, des terrains spécialement consacrés à l'inhumation des morts.

Art. 3. — Les terrains les plus élevés et exposés au nord seront choisis de préférence ; ils seront clos de murs de 2 mètres au moins d'élévation. On y fera des plantations en prenant des précautions convenables pour ne point gèner la circulation de l'air.

Art. 4. — Chaque inhumation aura lieu dans une fosse séparée; chaque fosse qui sera ouverte aura 1 mètre 5 décimètres à 2 mètres de profondeur, sur 8 décimètres de largeur, et sera ensuite remplie de terre bien foulée.

Art. 5. — Les fosses seront distantes les unes des autres de 3 à 4 décimètres sur les côtés, et de 3 à 5 décimètres à la tête et aux pieds.

Art. 6. — Pour éviter le danger qu'entraîne le renouvellement trop rapproché des fosses, l'ouverture des fosses pour de nouvelles sépultures, n'aura lieu que de cinq années en cinq années ; en conséquence, les terrains destinés à former les lieux de sépulture seront cinq fois plus étendus que l'espace nécessaire pour y déposer le nombre présumé des morts qui peuvent y être enterrés chaque année.

TITRE II. — De l'établissement des nouveaux cimetières.

Art. 7. — Les communes qui seront obligées, en vertu des articles 1 et 2 du titre 1er, d'abandonner les cimetières actuels et de s'en procurer de nouveaux hors de l'enceinte de leurs habitations, pourront, sans autre autorisation que celle qui leur est accordée par la déclaration du 10 mars 1776, acquérir les terrains qui leur seront nécessaires, en remplissant les formes voulues par l'arrêté du 7 germinal, an 9 (1).

Art. 8. — Aussitôt que les nouveaux emplacements seront disposés à recevoir les inhumations, les cimetières existants seront fermés, et resteront dans l'état où ils se trouveront, sans que l'on en puisse faire usage pendant cinq ans.

Art. 9. — A partir de cette époque, les terrains servant maintenant de cimetières pourront être affermés par les communes auxquelles ils appartiennent ; mais à condition qu'ils ne seront qu'ensemencés ou plantés, sans qu'il puisse y être fait aucune fouille ou fondation pour des constructions de bâtiment, jusqu'à ce qu'il en soit autrement ordonné.

TITRE III. — Des concessions de terrain dans les cimetières.

Art. 10. — Lorsque l'étendue des lieux consacrés aux inhumations le permettra, il pourra y être fait des

(1) Arrêté du 7 germinal an IX. — Art. 1er. — Aucun bien rural appartenant aux hospices, aux établissements d'instruction publique, aux communautés d'habitants, ne pourra être concédé à bail à longues années, qu'en vertu d'arrêté spécial des consuls.

Art. 2. — Pour obtenir des autorisations de ce genre, il sera nécessaire de produire les pièces suivantes :

1° La délibération de la commission des hospices, de l'administration immédiatement chargée des biens consacrés à l'Instruction publique, ou du conseil municipal pour les biens communaux portant que la concession à longues années, est utile ou nécessaire ;

2° Une information *de commodo et incommodo* faite dans les formes accoutumées, en vertu d'ordres du sous-Préfet ;

3° L'avis du conseil municipal du lieu où est situé l'établissement dont dépendent les biens d'hospice ou d'Instruction publique ;

4° L'avis du sous-Préfet de l'arrondissement ;

5° L'avis du Préfet du département.

Art. 3. — Le ministre de l'intérieur fera ensuite son rapport aux consuls, qui, le Conseil d'Etat entendu, accorderont l'autorisation s'il y a lieu.

concessions de terrains aux personnes qui désireront y posséder une place distincte et séparée pour y fonder leur sépulture et celle de leurs parents ou successeurs, et y construire des caveaux, monuments ou tombeaux.

Art. 11. — Les concessions ne seront néanmoins accordées qu'à ceux qui offriront de faire des fondations ou donations en faveur des pauvres et des hôpitaux, indépendamment d'une somme qui sera donnée à la communne, et lorsque ces fondations ou donations auront été autorisées par le gouvernement dans les formes accoutumées, sur l'avis des conseils municipaux et la proposition des Préfets.

Art. 12. — Il n'est point dérogé, par les deux articles précédents, au droit qu'a chaque particulier, sans besoin d'autorisation, de faire placer sur la fosse de son parent ou de son ami, une pierre sépulcrale ou autre signe indicatif de sépulture, ainsi qu'il a été pratiqué jusqu'à présent.

Art. 13. — Les maires pourront également, sur l'avis des administrations des hôpitaux, permettre que l'on construise, dans l'enceinte de ces hôpitaux, des monuments pour les fondateurs et bienfaiteurs de ces établissements, lorsqu'ils en auront déposé le désir dans leurs actes de donation, de fondation ou de dernière volonté.

Art 14. — Toute personne pourra être enterrée sur sa propriété, pourvu que ladite propriété soit hors et à la distance prescrite de l'enceinte des villes et bourgs.

TITRE IV. — De la police des lieux de sépulture.

Art. 15. — Dans les communes où l'on professe plusieurs cultes, chaque culte doit avoir un lieu d'inhumation particulier; et dans les cas où il n'y aurait qu'un seul cimetière, on le partagera par des murs, haies et fossés, en autant de parties qu'il y a de cultes différents, avec une entrée particulière pour chacun, et en proportionnant cet espace au nombre d'habitants de chaque culte.

Art. 16. — Les lieux de sépulture, soit qu'ils appartiennent aux communes, soit qu'ils appartiennent aux particuliers, seront soumis à l'autorité, police et surveillance des administrations municipales.

Art. 17. — Les autorités locales sont spécialement chargées de maintenir l'exécution des lois et règlements qui prohibent les exhumations non autorisées, et d'empêcher qu'il ne se commette dans les lieux de sépulture aucun désordre, ou qu'on s'y permette aucun acte contraire au respect dû à la mémoire des morts.

TITRE V. — Des pompes funèbres.

Art. 18. — Les cérémonies précédemment usitées pour les convois, suivant les différents cultes, seront rétablies, et il sera libre aux familles d'en régler la dépense selon leurs moyens et leurs facultés ; mais hors de l'enceinte et des lieux de sépulture, les cérémonies religieuses ne seront permises que dans les communes où l'on ne professe qu'un seul culte, conformément à l'article 45 de la loi du 18 germinal, an X (1).

Art. 19. — Lorsque le ministre d'un culte, sous quelque prétexte que ce soit, se permettra de refuser son ministère pour l'inhumation d'un corps, l'autorité civile, soit d'office, soit sur la réquisition de la famille, commettra un autre ministre du même culte pour

(1) Loi du 18 germinal an X, art. 45. — « Aucune cérémonie religieuse, n'aura lieu hors des édifices consacrés au culte catholique, dans les villes où il y a des temples destinés à différents cultes.

remplir ces fonctions ; dans tous les cas, l'autorité civile est chargée de faire porter, présenter, déposer et inhumer les corps.

Art. 20. — Les frais et rétributions à payer aux ministres des cultes et aux autres individus attachés aux églises et temples, tant pour leur assistance aux convois, que pour les services requis par les familles, seront réglés par le gouvernement, sur l'avis des évêques, des consistoires et des Préfets, et sur la proposition du conseiller d'Etat chargé des affaires concernant les cultes. Il ne sera rien alloué pour leur assistance à l'inhumation des individus inscrits au rôle des indigents.

Art. 21. — Le mode le plus convenable pour le transport des corps sera réglé, suivant les localités, par les maires, sauf l'approbation des Préfets.

Art. 22. — Les fabriques des églises et les consistoires jouiront seuls du droit de fournir les voitures, tentures, ornements, et de faire généralement toutes les fournitures quelconques nécessaires pour les enterrements, et pour la décence ou la pompe des funérailles. Les fabriques et consistoires pourront faire exercer ou affermer ce droit, d'après l'approbation des autorités civiles, sous la surveillance desquelles ils sont placés.

Art. 23. — L'emploi des sommes provenant de l'exercice ou de l'affermage de ce droit sera consacré à l'entretien des églises, des lieux d'inhumation, et au payement des desservants ; cet emploi sera réglé et réparti sur la proposition du conseiller d'État, chargé des affaires concernant les cultes, et d'après l'avis des évêques et des préfets.

Art. 24. — Il est expressément défendu à toutes autres personnes, quelles que soient leurs fonctions, d'exercer le droit sus-mentionné, sous telle peine qu'il appartiendra, sans préjudice des droits résultant des marchés existants, et qui ont été passés entre quelques entrepreneurs et les préfets ou autres autorités civiles, relativement aux convois et pompes funèbres.

Art. 25. — Les frais à payer par les successions des personnes décédées, pour les billets d'enterrement, le prix des tentures, les bières et le transport des corps seront fixés par un tarif proposé par les administrations municipales et arrêté par les préfets.

Art. 26. — Dans les villages et autres lieux, où le droit précité ne pourra être exercé par les fabriques, les autorités locales y pourvoiront, sauf l'approbation des préfets.

4 thermidor an XIII, (23 juillet 1805).

Décret relatif aux autorisations des officiers de l'état-civil pour les inhumations.

Il est défendu à tous maires, adjoints et membres d'administrations municipales, de souffrir les transport, présentation, dépôt, inhumation des corps, ni l'ouverture des lieux de sépulture ; à toutes fabriques d'églises et consistoires ou autres, ayant droit de faire les fournitures requises pour les funérailles, de livrer les dites fournitures à tous curés, desservants et pasteurs, d'aller lever aucun corps, ou de les accompagner hors des églises et temples, qu'il ne leur apparaisse de l'autorisation donnée par l'officier de l'état-civil pour l'inhumation, à peine d'être poursuivis comme contrevenant aux lois.

10 février 1806.

Décret qui déclare deux articles de celui du 23 prairial an XII (les articles 22 et 24 du titre V), *sur les sépultures, non applicables aux personnes qui professent en France, la religion juive.*

20 février 1806.

Décret qui consacre l'église de Saint-Denis à la sépulture des empereurs, et celle de Sainte-Geneviève à la sépulture des grands dignitaires, des grands officiers de l'empire, etc.

18 mai 1806.

Décret concernant le service dans les églises et les convois funèbres.

TITRE I. — Règles générales pour les églises.

TITRE II. — Service pour les morts dans les églises.

Art. 4. — Dans toutes les églises, les curés, desservants et vicaires feront gratuitement le service exigé pour les morts indigents ; l'indigence sera constatée par un certificat de la municipalité.

Art. 5. — Si l'église est tendue pour recevoir un convoi funèbre, et qu'on présente ensuite le corps d'un indigent, il est défendu de détendre jusqu'à ce que le service de ce mort soit fini.

Art. 6. — Les règlements déjà dressés et ceux qui le seront à l'avenir par les évêques sur cette matière, seront soumis par notre ministre des cultes à notre approbation.

Art. 7. — Les fabriques feront par elles-mêmes ou feront faire par entreprise, aux enchères, toutes les fournitures nécessaires au service des morts dans l'intérieur de l'église, et toutes celles qui sont relatives à la pompe des convois, sans préjudice aux droits des entrepreneurs qui ont des marchés existants. Elles dresseront, à cet effet, des tarifs et des tableaux gradués par classe ; ils seront communiqués aux conseils municipaux et aux préfets, pour y donner leurs avis, et seront soumis par nôtre ministre des cultes, pour chaque ville, à notre approbation. Notre ministre de l'Intérieur nous transmettra pareillement, à cet égard, les avis des conseils municipaux et des préfets.

ART. 8. — Dans les grandes villes, toutes les fabriques se réuniront pour ne former qu'une seule entreprise.

TITRE III. — DU TRANSPORT DES CORPS

ART. 9. — Dans les communes où il n'existe pas d'entreprises et de marchés pour les sépultures, le mode de transport des corps sera réglé par les préfets et les conseils municipaux. Le transport des indigents sera fait gratuitement.

ART. 10. — Dans les communes populeuses, où l'éloignement des cimetières rend le transport coûteux, et où il est fait avec des voitures, les autorités municipales, de concert avec les fabriques, feront adjuger aux enchères l'entreprise de ce transport, des travaux nécessaires à l'inhumation et de l'entreprise des cimetières.

ART. 11. — Le transport des morts indigents sera fait décemment et gratuitement ; tout autre transport sera aussi assujetti à une taxe fixe. Les familles qui voudront quelque pompe, traiteront avec l'entrepreneur, suivant un tarif qui sera dressé à cet effet. Les règlements et marchés qui fixeront cette taxe et ce tarif, seront délibérés par les conseils municipaux et soumis ensuite, avec l'avis du préfet, par notre ministre de l'Intérieur, à notre approbation.

Art. 12. — Il est interdit, dans ces règlements et marchés, d'exiger aucune surtaxe pour les présentations et stations à l'église, toute personne ayant également le droit d'y être présentée.

Art. 13. — Il est défendu d'établir aucun dépositoire dans l'enceinte des villes.

Art. 14 — Les fournitures précitées dans l'article 11, dans les villes où les fabriques ne fournissent pas elles-mêmes, seront données ou en régie intéressée, ou en entreprise, à un seul régisseur ou entrepreneur. Le cahier des charges sera proposé par le conseil municipal, d'après l'avis de l'évêque, et arrêté définitivement par le préfet.

Art. 15. — Les adjudications seront faites selon le mode établi par les lois et règlements pour tous les travaux publics. En cas de contestations entre les autorités civiles, les entrepreneurs et les fabriques sur les marchés existants, il y sera statué sur les rapports de nos ministres de l'Intérieur et des Cultes.

7 mars 1808.

Décret qui fixe une distance pour les constructions, dans le voisinage des cimetières, hors des communes.

Art. 1. — Nul ne pourra, sans autorisation, élever aucune habitation, ni creuser aucun puits, à moins de 100 mètres des nouveaux cimetières transférés hors des communes, en vertu des lois et règlements.

Art. 2. — Les bâtiments existants ne pourront également être restaurés ni augmentés, sans autorisation. Les puits pourront, après visite contradictoire d'experts, être comblés, en vertu d'ordonnance du préfet du département, sur la demande de la police locale.

30 décembre 1809.

Décret concernant les fabriques des églises.

Art. 37. — Les charges de la fabrique sont :... 4° de veiller à l'entretien des églises, presbytères et cimetières, et en cas d'insuffisance des revenus de la fabrique de faire toutes diligences nécessaires pour qu'il soit pourvu aux réparations et reconstructions.

Art. 73. — Nul cénotaphe, nulles inscriptions, nuls monuments funèbres ou autres, de quelque genre que ce soit ne pourront être placés dans les églises que sur la proposition de l'évêque diocésain et la permission de notre ministre des cultes.

18 août 1811.

Décret relatif au tarif des droits et frais à payer pour le service et la pompe des sépultures, ainsi que pour toute espèce de cérémonie funèbre, à Paris.

26 décembre 1813.

Décret concernant le partage des cierges employés aux enterrements et aux services funèbres.

2-5 août 1823.

Ordonnance du Roi concernant le conflit élevé par le Préfet de police, contre un arrêt de la Cour royale de Paris, rendu au sujet d'une contestation existante entre le sieur Flamand-Grétry et la ville de Liège, relativement à la possession du cœur de Grétry.

26 août. — 7 septembre 1838.

Ordonnance du Roi portant que le Panthéon sera rendu à sa destination primitive et légale.

Loi du 18 juillet 1837, sur l'administration municipale.

ART. 30, n° 17. — La clôture des cimetières, leur entretien et leur translation dans les cas déterminés par les lois et règlements d'administration publique, est une dépense obligatoire pour les communes.

ART. 31, n° 9. — Le prix des concessions dans les cimetières fait partie des recettes ordinaires des communes.

6 décembre 1843. — 1er janvier 1844.

Ordonnance du Roi, relative aux cimetières.

Louis Philippe, etc...., sur le rapport de notre Ministre secrétaire d'État, au département de l'Intérieur, vu les lois des 16, 24 août 1790, 19-22 juillet 1791 ; vu le décret du 23 prairial an XII ; vu l'article 30 n° 17 de la loi du 18 juillet 1837, sur l'administration municipale ; notre conseil d'Etat entendu etc...

TITRE I. — DE LA TRANSLATION DES CIMETIÈRES.

ART. 1er. — Les dispositions des titres 1 et 2 du décret du 23 prairial an XII, qui prescrivent la translation des cimetières hors des villes et bourgs, pourront être appliquées à toutes les communes du Royaume.

Art. 2. — La translation du cimetière, lorsqu'elle deviendra nécessaire, sera ordonnée par un arrêté du Préfet, le Conseil municipal de la commune entendu. Le préfet déterminera également le nouvel emplacement du cimetière sur l'avis du Conseil municipal, et après enquête *de commodo et incommodo*.

TITRE II. — Des concessions de terrains dans les cimetières pour fondation de sépultures privées.

Art. 3. — Les concessions de terrains dans les cimetières communaux pour fondation de sépultures privées, seront à l'avenir divisées en trois classes. 1° Concessions perpétuelles; 2° Concessions trentenaires; 3° concessions temporaires. Aucune concession ne peut avoir lieu qu'au moyen du versement d'un capital, dont deux tiers au profit de la commune, et un tiers au profit des pauvres ou des établissements de bienfaisance. Les concessions trentenaires seront renouvelables indéfiniment à l'expiration de chaque période de trente ans, moyennant une nouvelle redevance, qui ne pourra dépasser le taux de la première. A défaut de paiement de cette nouvelle redevance le terrain concédé fera retour à la commune; mais il ne pourra cependant être repris par elle que deux années révolues après l'expiration de la période pour laquelle il avait été concédé, et dans l'intervalle de ces deux années les concessionnaires ou leurs ayants-cause pourront user de leur droit de renouvellement. Les concessions temporaires seront faites pour quinze ans au plus et ne pourront être renouvelées.

Art. 4. Le terrain nécessaire aux séparations et passages établis autour des concessions devra être fourni par la commune.

Art. 5. En cas de translation d'un cimetière les concessionnaires ont droit d'obtenir, dans le nouveau cimetière, un emplacement égal en superficie au terrain qui leur avait été concédé, et les restes qui y avaient été inhumés seront transportés aux frais de la commune.

TITRE III. — De la police des cimetières.

Art. 6. — Aucune inscription ne pourra être placée sur les pierres tumulaires ou monuments funèbres sans avoir été préalablement soumise à l'approbation du maire.

TITRE IV. — Dispositions transitoires.

Art. 7. — Des tarifs présentant des prix gradués pour les trois classes de concessions énoncées en l'article 3, seront proposés par les conseils municipaux des communes et approuvés par arrêtés des préfets. Les tarifs proposés par les communes dont les revenus dépassent 100.000 francs, seront soumis à notre approbation.

Art. 8. — Les dispositions du présent règlement ne sont pas applicables aux cimetières de la ville de Paris.

2-28 octobre 1852

Décret relatif au service des pompes funèbres dans la ville de Paris.

Décret du 13 avril 1861.

NAPOLÉON ;

Par la grâce de Dieu et la volonté nationale, Empereur des Français,

A tous présents et à venir, salut :

Sur le rapport de notre ministre de l'Intérieur,

Vu le décret du 25 mars 1852,

Avons décrété et décrétons ce qui suit :

ART. 1er — Les Préfets statueront désormais sur les affaires départementales et communales qui exigeaient jusqu'à ce jour la décision du ministre de l'Intérieur, et dont la nomenclature suit, par addition au tableau A annexé au décret du 25 mars 1852 ; etc..... 13° Autorisation de transport de corps d'un département dans un autre département et à l'étranger.

ART. 6. — Les sous-Préfets statueront désormais, soit directement, soit par délégation des Préfets, sur les affaires qui, jusqu'à ce jour, exigeaient la décision préfectorale et dont la nomenclature suit : etc..... 9° Homologation des tarifs des concessions dans les cimetières, quand ils sont établis d'après les conditions fixées par arrêté préfectoral.

Fait au palais des Tuileries, le 13 avril 1861.

Signé : NAPOLÉON.

Loi du 14 novembre 1881.

ARTICLE UNIQUE. — L'article 15 du décret du 23 prairial an XII est expressément abrogé.

Loi du 5 avril 1884, sur l'organisation municipale.

TITRE III.

Art. 93. — Le maire ou à son défaut le sous-préfet, pourvoit d'urgence à ce que toute personne décédée soit ensevelie et inhumée décemment, sans distinction de culte ni de croyance.

Art. 97. — La police municipale a pour objet d'assurer le bon ordre, la sûreté et la salubrité publique; elle comprend notamment : N° 3. — Le maintien du bon ordre dans les endroits où il se fait de grands rassemblements d'hommes, tels que les foires, marchés, réjouissances et cérémonies publiques, spectacles, jeux, cafés, églises, et autres lieux publics. N° 4. — Le mode de transport des personnes décédées, les inhumations et exhumations, le maintien du bon ordre et de la décence dans les cimetières, sans qu'il soit permis d'établir des distinctions ou des prescriptions particulières à raison des croyances ou de culte du défunt ou des circonstances qui ont accompagné sa mort. N° 6. — Le soin de prévenir par des précautions convenables et celui de faire cesser par la distribution des secours nécessaires les accidents et les fléaux calamiteux, tels que les incendies, inondations, les maladies épidémiques ou contagieuses, les épizooties, en provoquant, s'il y a lieu l'intervention de l'administration supérieure.

TITRE IV.

Art. 115. — Les traités portant concession à titre exclusif ou pour une durée de trente années des grands services municipaux, ainsi que des tarifs et traités relatifs aux pompes funèbres sont approuvés par le Préfet, ou par décret, dans le cas prévu par l'art. 145, paragraphe 3 (1).

TITRE IV.

Art. 133. — Les recettes du budget ordinaire se composent : N° 9. — Du produit des terrains communaux affectés aux inhumations et de la part revenant aux communes dans le prix des concessions dans les cimetières.

Art. 136. — Sont obligatoires pour les communes les dépenses suivantes : N° 13. — La clôture des cimetières, leur entretien et leur translation dans les cas déterminés par les lois et règlements d'administration publique.

TITRE VII.

Art. 168. — Sont abrogés : les art. 36, n° 4, 39, 49, 92 à 103 du décret du 30 décembre 1809. La loi du 14 février 1810. La loi du 18 juillet 1837.

(1) Art. 145, n° 3. — Le budget des villes dont le revenu est de trois millions de francs au moins est toujours soumis à l'approbation du Président de la République, sur la proposition du ministre de l'Intérieur.

Circulaires ministérielles

8 messidor an XII (Intérieur).

LIEUX DE SÉPULTURE. — POLICE DES INHUMATIONS

Paris, le 8 *messidor an XII* (27 *juin* 1804).

Le Ministre de l'intérieur, M. Chaptal, aux Préfets.

La police des inhumations et des lieux de sépulture fut, dans tous les temps et chez tous les peuples, un des objets qui fixèrent spécialement l'attention des chefs de l'Etat.

En France elle manqua longtemps d'une législation positive. Les parlements s'en sont cependant souvent occupés; mais ils trouvèrent dans les préjugés et les prétentions de différents corps un obstacle continuel, à l'exécution de leurs arrêts. La salubrité continua donc de rester compromise, et l'intérêt des vivants sacrifié à la crainte de compromettre la dignité des tombeaux. Les inconvénients qui en résultèrent parvinrent bientôt à leur comble; des plaintes s'élevèrent de toutes parts, et de l'excès du mal, intervint l'arrêt du 21 mai 1765, qui servit de base à la loi générale rendue le 10 mars 1776.

Les dispositions que contient cette loi prévoyante et sage n'ayant pas été depuis complètement exécutées ou n'embrassant pas encore d'une manière assez formelle toutes les mesures que la salubrité pouvait exiger, le Gouvernement a pensé que, dans les circonstances actuelles, il convenait de fixer les devoirs et les soins à remplir par les administrations locales. Tel est le but du décret du 23 prairial dernier (1).

L'article 1er de ce décret prohibe impérativement l'inhumation dans tous les édifices clos et fermés où les citoyens se réunissent pour la célébration de leurs cultes; il veut aussi que désormais, aucune inhumation ne puisse être faite dans l'intérieur des villes et des bourgs.

Je vous recommande particulièrement de surveiller l'exécution de ces dispositions; elles sont depuis longtemps réclamées par l'humanité et la religion. Pour en faire apprécier la sagesse et la nécessité aux autorités qui vous sont subordonnées, vous n'aurez sans doute besoin que de leur rappeler que, parmi les causes influentes des épidémies qui, chaque année, désolent diverses parties du territoire, on place au premier rang l'usage abusif, et encore existant dans plusieurs lieux, d'inhumer dans les temples et dans l'intérieur des villes et bourgs; et ce, parce que s'il est vrai de dire que les temples ne sont jamais assez aérés pour des lieux de sépulture, il est constant aussi que les villes et les bourgs présentent rarement les moyens de donner aux cimetières une étendue convenable, et que d'ailleurs la hauteur des maisons est un obstacle continuel à la circulation de l'air.

En conséquence de cette prohibition et des dispositions des articles 2 et 3, vous avez à prendre des mesures pour la suppression des cimetières qui peuvent encore exister dans l'intérieur de quelques villes ou de quelques bourgs de votre département, et pour que désormais, des terrains situés hors de leur enceinte et à la distance prescrite par le décret, restent spécialement consacrés à l'inhumation des morts.

(1) *Bulletin des lois*, n° 5, 4e série, n° 25.

Les lieux les plus élevés et exposés au nord doivent être préférés, afin qu'en aucun temps les vapeurs infectes ne puissent y séjourner.

L'usage des plantations a été souvent suivi de quelques inconvénients, cependant le décret ne les prohibe pas ; mais il exige que des précautions convenables soient prises pour ne pas gêner la circulation de l'air.

L'article 4 mérite aussi de fixer toute votre attention en ce que les dispositions qu'il prescrit ont pour but de faire cesser l'usage inconvenant et dangereux où l'on est dans plusieurs lieux, de jeter les morts dans une fosse commune.

Dans d'autres lieux où cet usage n'existe pas, on est tombé dans un autre inconvénient, celui de tenir les fosses trop rapprochées les unes des autres.

Ailleurs, on ne connaît points les dangers qu'entraîne le renouvellement trop précipité des fosses.

Les articles 5 et 6 indiquent les règles qu'il convient désormais d'observer à cet égard ; c'est à vous d'en prescrire rigoureusement l'exécution.

Par l'article 7, le Gouvernement voulant faciliter aux communes qui seront obligées d'abandonner les cimetières actuels, les moyens de s'en procurer de nouveaux hors de l'enceinte de leurs habitations, remet en vigueur une partie de l'article 8, de la déclaration du 10 mars 1776, qui leur permet d'acquérir les terrains nécessaires et déroge à cet effet aux dispositions de l'édit de 1749, qui défendait aux gens de mainmorte de faire aucune acquisition d'immeubles sans y avoir été préalablement autorisés par lettres patentes, dûment enregistrées dans les cours du parlement.

Ainsi désormais les acquisitions de terrains pour l'usage des cimetières pourront être faites sans l'intervention d'une loi particulière ; il suffira d'un décret rendu dans les formes prescrites par l'arrêté du 7 germinal an 9 (28 mars 1801) (1), relatif aux baux à longues années.

Quant aux articles 8 et 9, leurs dispositions sont de rigueur, et elles se lient trop aux règles générales de salubrité publique, pour que l'exécution puisse en être négligée. Le danger d'ailleurs de remettre dans le commerce les cimetières dont la suppression aura été ordonnée, avant l'époque fixée par le Gouvernement comme aussi d'y faire, même après l'expiration de cette époque, aucune fouille ou fondation pour des constructions de bâtiments, jusqu'à ce qu'il en soit autrement ordonné, est trop évident pour croire qu'il puisse jamais être nécessaire de rappeler les autorités locales à l'exécution de ces dispositions prévoyantes.

J'ajouterai à ces réflexions, que, quoique le décret ne parle que des villes et des bourgs pour la prohibition des inhumations dans leur enceinte, les autres dispositions que je viens de rappeler, tant pour l'étendue des cimetières que pour les règles à suivre, quant à la distance, à la profondeur et au renouvellement des fosses, n'en sont pas moins applicables à tous les lieux consacrés à l'usage des sépultures.

Conformément aux articles 10 et 11, des concessions de terrains dans les lieux consacrés aux inhumations pourront être faites aux personnes qui voudront y fonder leur sépulture ; mais, indépendamment de la somme à payer à la commune pour raison de cette concession, le Gouvernement a voulu que cette faveur ne fût accordée qu'à ceux qui offriront des donations en faveur des pauvres ou des hôpitaux, et qu'après

(1) *Bulletin des lois*, n° 77, 3e série, n° 607.

que les donations offertes auront été autorisées par le Gouvernement, dans les formes accoutumées.

Les pauvres et les hôpitaux peuvent trouver dans ces concessions un accroissement important à leurs revenus annuels ; mais, quel que soit l'intérêt que leur situation inspire, il importe néanmoins de ne pas étendre les concessions de manière à rendre ensuite insuffisants pour leur destination les lieux de sépulture ; il importe surtout de veiller à ce que les tombeaux qui pourront être élevés sur les portions de terrains concédées, ne puissent en rien nuire à la circulation de l'air.

Dans diverses circonstances, des bienfaiteurs de ces mêmes établissements ont témoigné le désir d'être inhumés dans leur intérieur. J'en ai rendu compte au Gouvernement, et il n'a point voulu d'exception à la règle générale ; mais, pour honorer leur mémoire, il a permis par l'article 13, que des monuments leur soient construits dans les hôpitaux qu'ils ont enrichis de leurs bienfaits, lorsqu'ils en auront déposé le désir dans leurs actes de donation ou de dernière volonté.

Un propriétaire peut user de sa propriété de la manière qu'il juge à propos, mais il ne faut pas que ce droit puisse être nuisible à personne, et encore moins compromettre la salubrité. Ainsi le gouvernement, en laissant à chacun la faculté de se faire inhumer sur sa propriété, a dû, dans sa sollicitude pour le bien général, en restreindre et limiter l'exercice. Tel est, à cet égard, le double but qu'il s'est proposé par les dispositions de l'article 14.

La profession des différents cultes dans une même commune a souvent donné lieu, quant aux inhumations, à des querelles et discussions religieuses. Pour en empêcher le retour le gouvernement a pensé, que, dans ces communes, chaque culte devait avoir un lieu d'inhumation particulier; il en a fait, en conséquence, l'objet de l'article 15 du décret. Il a de plus ordonné, dans le cas où il n'y aurait qu'un seul cimetière, qu'il fut partagé par des murs, haies ou fossés, en autant de parties qu'il y a de cultes différents, avec une entrée particulière.

Quant aux articles 16 et 17, ils ont pour but de soumettre les lieux de sépulture, quels qu'en soient les propriétaires, à l'autorité, à la police et à la surveillance des administrations municipales.

C'est donc à leurs soins et à leur zèle qu'il appartient de veiller à ce qu'il ne se commette aucun désordre dans les lieux de sépulture, et de renouveler, en conséquence, les défenses d'y laisser paître ou divaguer les animaux, d'y faire aucune œuvre servile, d'y commettre aucune indécence, d'y jeter ou conduire des immondices, et d'y rien faire qui soit contraire au respect dû à la mémoire des morts. Elles auront également à renouveler aux fossoyeurs et à tous autres, les défenses d'enlever les draps ou linceuls dans lesquels les morts auront été ensevelis.

Les exhumations non autorisées, et les enlèvements des corps des cimetières, devront, en outre, fixer spécialement leur surveillance.

Le gouvernement instruit que, dans plusieurs lieux, les pompes funèbres se font encore avec une indifférence coupable, ou forment l'objet d'une spéculation trop onéreuse aux familles, a voulu obvier à cet état de choses, par les dispositions et les règles prescrites dans les articles qui composent le titre V du décret.

Aux termes de l'article 20, le gouvernement se réserve de fixer, sur la proposition du conseiller d'État chargé des affaires concernant les cultes, et d'après l'avis des évêques, des consistoires et des préfets, les frais et rétribution à payer aux ministres des cultes et autres individus attachés aux églises et temples, tant pour leur assistance aux convois, que pour les services requis par les familles.

Je ne parle point des dispositions de l'article 19, parce que j'aime à croire que les ministres des cultes, toujours pénétrés des devoirs attachés à leurs fonctions, ne mettront jamais l'autorité dans la nécessité d'user du pouvoir qui lui est délégué.

Quant au mode à suivre pour le transport des morts, l'article 21 veut qu'il soit réglé suivant les localités et tous pouvoirs à cet égard sont déférés aux maires, sauf l'approbation des préfets. L'article 25 veut, en outre, que les frais à payer par les successions des personnes décédées, pour les billets d'enterrement, les prix des tentures, les bières et le transport des corps, soient fixés par un tarif proposé par les administrations municipales et arrêté par les préfets.

Vous aurez soin de me rendre exactement compte des arrêtés que vous prendrez en exécution de ces deux articles, et d'y joindre les tarifs que vous aurez cru devoir approuver.

Instruit que plusieurs hôpitaux jouissaient du droit exclusif de transporter les morts et de tendre aux funérailles, et que, dans quelques lieux même, l'exercice de ce droit n'était point interrompu, j'ai cru devoir proposer de le faire revivre en faveur des pauvres et des hospices, dans toutes les parties du territoire. Mais le gouvernement a pensé qu'il était plus convenable d'en faire une ressource pour les fabriques des églises et des consistoires, et d'en consacrer le produit à l'entretien des églises, des lieux d'inhumation, et au payement des desservants, d'après la répartition qu'il s'est réservé d'en faire, sur la proposition du conseiller d'Etat chargé des affaires des cultes, et l'avis des évêques et des préfets.

Je n'ai donc, à l'égard des articles 22, 23 et 24, qu'à vous faire observer qu'aux termes de l'article 24, nulle autre administration que celle des fabriques, ne peut désormais s'immiscer dans l'exercice du droit qui leur est attribué et que les défenses portées en cet article sont faites sans préjudice des droits résultant des marchés existants relativement aux convois et pompes funèbres.

Je terminerai ces instructions en vous recommandant de me faire connaître l'état actuel des lieux consacrés aux inhumations dans l'étendue de votre département.

En m'accusant réception de la présente, vous m'enverrez les traités dont parle l'article 24, et qui peuvent avoir été souscrits par quelques administrations.

LIEUX DE SÉPULTURE. — POLICE DES INHUMATIONS ET TRANSPORT DES CORPS IMMÉDIATEMENT APRÈS DÉCÈS

26 thermidor an XII (*14 août* 1804).

Le Ministre de l'intérieur aux Préfets.

L'article 2 du décret du 23 prairial an XII veut que l'on transfère les cimetières hors de l'enceinte des villes et des bourgs, et l'article 7 prévient que les acquisitions ou échanges nécessaires pour l'exécution de cette translation seront approuvés par le gouvernement. Pour l'exécution de l'article 8, il serait peut-être nécessaire de bien définir ce que l'on doit entendre par les noms de villes et de bourgs ; mais dans l'incertitude ou vous pouvez-être pour l'application de ces titres, je vous engage à ne considérer provisoirement comme tels que les communes qui sont ou peuvent être fermées par des portes ou des barrières établies sur des routes ou chemins qui y conduisent. Quant à celles qui sont ouvertes de toutes parts, quoique réunissant un grand nombre de maisons en masse, au milieu desquelles il y aurait un cimetière, vous voudrez bien me rendre compte de leur étendue, et me donner vos observations sur leur position, avant de leur appliquer le décret.

Vous remarquerez que le gouvernement n'a pas entendu que l'article 2 s'appliquât aux communes rurales ; mais je dois vous faire observer que le principe établi par la déclaration du 10 mars 1776 est général ; on en doit conclure que la disposition du décret n'est pas, à la vérité, obligatoire, pour des communes rurales, mais que toutes les fois qu'elles pourront l'exécuter, il est à propos qu'elles le fassent.

Il est surtout important que toutes les communes dont le cimetière se trouve placé autour de l'église, s'occupent de chercher un autre terrain pour les inhumations, conformément aux règles établies par le décret.

L'article 16 de ce décret porte que toute personne pourra être enterrée sur sa propriété et à la distance prescrite de l'enceinte des villes ou bourgs. Les citoyens ont encore la faculté, dont ne parle pas le décret, de faire transférer, d'un département dans un autre, les corps de leurs parents ou amis.

L'exercice de ce droit naturel, qui doit être précédé des opérations nécessaires pour empêcher la putréfaction de ces corps, réclame des mesures administratives contre l'abus qu'on pourrait en faire, en les soustrayant par ce moyen à la surveillance de l'autorité publique. Lors de la déclaration du décès à l'officier public de la commune où il a eu lieu, on doit donc faire mention dans l'acte des intentions soit du décédé, soit de ses parents ou amis. L'officier public doit, en outre, dresser procès-verbal de l'état du corps, au moment où on l'enlève où à l'instant où on l'enferme dans la bière. Il délivre ensuite un passeport motivé au conducteur du corps, et il adresse directement au maire du lieu où il doit être déposé, et ce, aux frais des parents ou amis du décédé, une expédition de l'acte de décès et du procès-verbal de l'état du corps, afin que le maire de cette dernière commune veille à l'exécution du décret.

L'article 19 prévoit le cas où le ministre d'un culte refuserait son ministère pour l'inhumation d'un corps, vous voudrez bien aussi avertir les maires, que lorsqu'ils ne pourront, dans ce cas, commettre un autre ministre, ils devront procéder à l'inhumation dans le délai prescrit par la loi, cet acte étant purement civil.

Il convient aussi de les prévenir que si la fabrique refusait de fournir les objets mis à sa disposition par l'article 22, ils ont le droit de prononcer provisoirement sur la difficulté, en faveur des parents des décédés, pour maintenir dans ce service toute la décence qu'exige l'inhumation des corps.

Enfin, vous voudrez bien rappeler aux maires dans l'instruction que vous leur donnerez pour l'exécution du décret que, d'après l'article 77 du Code civil, aucune inhumation ne doit être faite qu'en vertu d'une autorisation donnée par eux sur papier libre, et qu'ils ne doivent la donner qu'après être allé vérifier le décès et avoir constaté s'il n'est pas l'effet d'une cause extraordinaire. Il est aussi, dans tous les cas, indispensable que les parents ou amis du décédé fassent inscrire sur les registres de l'Etat civil, un acte de déclaration du décès.

Vous remarquerez qu'il résulte de l'article précité du Code civil une défense implicite aux ministres des cultes, d'inhumer aucun corps sans la permission écrite du maire de la commune.

TRANSPORT DE MORTS DE FRANCE EN BAVIÈRE ET RÉCIPROQUEMENT.

Paris, le 11 *octobre* 1856.

Monsieur le Préfet, le gouvernement de S. M. l'Empereur et celui de S. M. le Roi de Bavière, sont convenus d'appliquer réciproquement les dispositions ci-après énoncées, pour le transport des morts, d'un pays dans l'autre.

Le transport d'un mort de France en Bavière sera autorisé par MM. les préfets, avec l'approbation préalable du ministre de l'intérieur. S'il y a urgence, les Préfets autoriseront le transport « par délégation spéciale et d'urgence du ministre de l'intérieur », à qui, ils donneront immédiatement avis de l'autorisation accordée.

L'autorisation pour le transport d'un mort de Bavière en France, sera délivrée par la régence royale du cercle, section des affaires intérieures, conformément à la formule dont le modèle est ci-joint.

Le permis de transport ne sera délivré que sur les justifications que le défunt n'a pas été affecté d'une maladie épidémique ou contagieuse, et qu'il a été satisfait à toutes les mesures de précaution prescrites en pareil cas, dans l'intérêt de la salubrité publique.

Si la personne est décédée à la suite d'une maladie

épidémique ou contagieuse, le permis de transport ne pourra être accordé que par le ministre de l'intérieur.

Tout corps transporté d'un pays dans l'autre devra être accompagné d'une personne chargée de la surveillance; cette personne devra, en outre du permis de transport, être porteur d'un passe-port régulier.

Les dispositions qui précèdent seront observées sans préjudice de celles qui sont prescrites par ma circulaire du 10 mars dernier, pour l'admission en France de corps venant d'un pays avec lequel il n'existe pas de convention spéciale sur la matière.

Recevez, etc.

Le garde des sceaux, ministre, secrétaire d'État au département de la Justice, chargé par intérim du département de l'Intérieur.

Pour le Ministre :

Le directeur général de la sûreté publique,

Signé : H. Collet-Meygret.

TRANSPORT DES CORPS.

Paris, le 25 avril 1856.

Monsieur le Préfet, par ma circulaire du 10 mars dernier, résumant les règles à suivre pour le transport des corps, je vous ai fait connaître que c'est au ministre de l'intérieur qu'il appartient d'autoriser les transports d'un département dans un autre département.

Depuis lors et très fréquemment, plusieurs de MM. vos collègues m'ont fait parvenir, par la voie télégraphique, les demandes de transport qui leur sont adressées. Cette manière de procéder offre des inconvénients assez graves, et fait servir sans nécessité le télégraphe à des communications sans intérêt général. Je crois donc devoir vous inviter à vous abstenir, autant que possible, de correspondre télégraphiquement dans les questions de ce genre. En cas d'urgence, ainsi que vous le savez, vous êtes autorisé à accorder vous-même les autorisations, sauf à m'en rendre compte. Usez donc plus souvent de ce droit, et ayez soin seulement de mentionner dans le libellé des autorisations d'urgence qui émaneront de vous, que c'est par autorisation que vous les avez délivrées, afin que les agents du service appelés à les viser, dans les autres départements, ne puissent les considérer comme irrégulières.

En outre et comme il arrive souvent que de simples particuliers, au lieu de recourir à votre intermédiaire, s'adressent directement au ministre, par voie télégraphique, pour obtenir des autorisations de transport de corps, je crois devoir vous inviter à faire connaître à vos administrés que les dépêches télégraphiques qu'ils adresseraient directement au ministre, dans ce but, ne pouvant recevoir de réponse qu'après avis donné par le Préfet, ces pétitions seraient considérées comme irrégulières et ne recevraient aucune suite.

Recevez, etc.

Le ministre secrétaire d'État, au département de l'Intérieur.

Pour le Ministre :

Le directeur de la sûreté publique,

Signé : H. Collet-Meygret.

CIRCULAIRE DU MINISTRE DE L'INTÉRIEUR RELATIVE AUX CIMETIÈRES COMMUNAUX. — ENVOI DE L'ORDONNANCE ROYALE DU 6 DÉCEMBRE 1843. — INSTRUCTIONS SUR L'EXÉCUTION DE CE NOUVEAU RÈGLEMENT (DU 10 DÉCEMBRE 1843).

Monsieur le Préfet, ainsi que vous le faisait pressentir ma circulaire du 20 juillet 1841, les diverses questions que soulève l'application de la législation sur les cimetières, et sur lesquelles j'avais cru devoir consulter préalablement les conseils généraux, ont été de la part de mon administration l'objet d'un examen approfondi. Élaboré dans le sein d'une commission composée de hauts fonctionnaires, de savants et d'administrateurs éclairés, un projet de règlement d'administration publique destiné à compléter les dispositions en vigueur sur cette nature, a été soumis ensuite à une mûre discussion, tant au Comité de l'Intérieur, qu'au Conseil d'Etat, en assemblée générale, et enfin sanctionné par le Roi, à la date du 6 décembre, présent mois. Je vous transmets copie de cette ordonnance, à l'envoi de laquelle il m'a paru nécessaire de joindre quelques explications touchant l'exécution de ces dispositions nouvelles.

1° *Translation des cimetières.* — Par l'article 1 qui étend à toutes les communes indistinctement les prescriptions du décret du 23 prairial an XII, en ce qui concerne la translation des cimetières hors des enceintes habitées, disparait une cause d'embarras, ou tout au moins d'incertitude, depuis longtemps signalée, relativement à l'application de cette mesure, aux communes qui ne peuvent être qualifiées villes ou bourgs, suivant les expressions du décret de l'an XII.

Ce point une fois réglé, il fallait déterminer dans quelle forme l'autorité préfectorale doit procéder toutes les fois que la translation d'un cimetière est devenue nécessaire, et c'est ce qui fait l'objet de l'article 2 de l'ordonnance.

2° *Formes à suivre.* — Et d'abord, Monsieur le Préfet, la nécessité de la translation, si elle est contestée par l'administration locale, doit être préalablement établie par un rapport circonstancié d'hommes de l'art que vous chargerez de constater les dangers ou les inconvénients résultant soit de la situation topographique, soit de l'insuffisance d'étendue, soit de la nature du sol du cimetière, ou de toute autre cause. C'est sur ce rapport, et après que le Conseil municipal aura délibéré, que vous prendrez un arrêté pour déclarer qu'il y a lieu à la suppression de l'ancien cimetière. Mais, avant de déterminer le nouvel emplacement, une formalité préliminaire est obligatoire. Je veux parler de l'enquête de commodo et incommodo qui doit porter uniquement sur le choix du terrain. Cette enquête est d'autant plus rigoureusement exigible que l'établissement des nouveaux cimetières a pour effet de grever les propriétés avoisinantes de servitudes assez onéreuses, et qu'il importe, dès lors, que les propriétaires intéressés soient mis en état de faire valoir leurs motifs d'opposition, que le Conseil municipal sera ensuite appelé à examiner. Ces formalités accomplies, vous aurez à prendre un nouvel arrêté, le Conseil municipal, également entendu, pour déterminer l'emplacement sur lequel le nouveau cimetière sera transféré. Relativement au choix de l'emplacement, je vous rappellerai, Monsieur le Préfet, les dispositions de l'article 3 du décret de prairial an XII, suivant lesquelles les terrains élevés et exposés au nord doivent avoir la préférence: ce qui ne veut pas dire toutefois, qu'en cas d'obstacles provenant de la disposition des localités, on ne puisse, à défaut d'autre, choisir un emplacement situé dans des conditions différentes. — Quant aux formes de l'enquête, ce sont celles qu'indique la circulaire du 20 août 1850, mais il faut prévoir le cas où le propriétaire du terrain désigné refuserait de le céder à l'amiable, et où il devrait être procédé suivant des règles qui vous sont déjà connues.

14. — Espaces à ménager autour des terrains concédés. L'article 14, qui statue que le terrain nécessaire aux passages établis autour des concessions, devra être fourni par la commune, a pour but de rendre applicable aux emplacements concédés les dispositions de l'article 5 du décret du 23 prairial an XII, relatif à l'espacement des fosses. Cet espacement étant, dans l'un comme dans l'autre cas, prescrit comme mesure d'ordre public, c'était à la commune que devait nécessairement incomber la charge d'y pourvoir.

20. — Fixation du rayon de servitude aux abords des cimetières.

Vous avez sans doute remarqué, Monsieur le Préfet, que la nouvelle ordonnance garde le silence sur un point important, que ma circulaire du 20 juillet 1841 avait signalé à l'attention des conseils généraux, et qui a donné lieu de leur part a des propositions très diverses ; je veux parler de la distance à observer pour la construction des habitations et le creusement des puits, aux abords des cimetières transférés, distance portée à 100 mètres, par un décret du 7 mars 1808, tandis que celui du 23 prairial an XII, exige seulement que les nouveaux cimetières soient éloignés de 35 mètres, ou 40 mètres des enceintes habitées.

Il ressort de la discussion que cette question a soulevé, tant dans le sein de la Commission qu'au Conseil d'État, deux solutions également dignes de remarque : la première, c'est que, suivant ce que constatent les observations de la science, la distance de 35 ou 40 mètres satisfait pleinement aux intérêts de salubrité en vue desquels statue l'article 2 du décret de prairial an XII, relatif à l'éloignement des cimetières des lieux habités ; la seconde, c'est qu'un décret réglant une matière d'ordre public et ayant force de loi (et celui du 7 mars 1808 a ce double caractère), ne peut être valablement abrogé ni modifié que par une disposition législative, encore bien qu'il ne s'agisse, comme dans le cas présent, que d'en restreindre l'application au profit des intérêts privés. Il faut donc considérer les dispositions des deux décrets sur le point dont il s'agit comme toujours subsistantes, malgré l'esprit de contradiction qu'elles semblent présenter, et, conséquemment, comme s'étendant à toutes les communes sans distinction, en vertu de de l'article 1 de l'ordonnance du 6 décembre. Mais, dans la pratique, il y a une distinction essentielle à observer. Ainsi, pour la plupart des cas, et à moins de circonstances tout à fait exceptionnelles qu'on ne saurait prévoir, lorsqu'une commune a satisfait à l'obligation que lui impose le décret de l'an XII, et qu'elle a transporté son cimetière à 35 ou 40 mètres de ses murs, il ne serait ni juste, ni d'ailleurs vraiment utile, d'étendre les prohibitions prononcées par le décret du 7 mars 1808, sur un rayon de 100 mètres du côté des habitations, que la translation du cimetière à la distance légale a dû avoir pour effet d'exonérer de toute servitude ; c'est donc seulement du côté des terrains non bâtis que doivent porter les prohibitions qui ont pour objet non seulement de garantir la salubrité publique, mais de ménager autour des cimetières transférés une zone de terrains libres, qui en facilite l'agrandissement s'il était plus tard reconnu nécessaire. Je vous rappelle au surplus, Monsieur le Préfet, que, dans tous les cas, aux termes du décret du 7 mars 1808, ces prohibitions ne sont pas absolues, et qu'elles se bornent à la défense d'élever des habitions ou de creuser des puits sans une autorisation préalable, dont il vous appartiendra toujours d'apprécier l'opportunité.

Veuillez je vous prie, etc.

Signé : E. DUCHATEL.

DIRECTION GÉNÉRALE DE LA SURETÉ PUBLIQUE. — 1re DIVISION, 2e BUREAU. — POLICE ADMINISTRATIVE. — TRANSPORT DES CORPS. — INSTRUCTIONS.

Paris, le 10 mars 1856.

M. le Préfet, le décret du 23 prairial an XII, qui règle la police des sépultures, ne renferme aucune disposition expresse en ce qui concerne le transport des corps d'un département dans un autre. Une circulaire émanée du ministre de l'Intérieur du 26 thermidor an XII, avait eu pour objet de combler cette lacune au moyen des prescriptions suivantes : « Les citoyens ont la faculté, dont ne parle pas le décret, de faire transférer d'un département dans un autre les corps de leurs parents ou amis. L'exercice de ce droit naturel, qui doit être précédé des opérations nécessaires pour empêcher la putréfaction des corps, réclame des mesures administratives contre l'abus qu'on pourrait en faire en les soustrayant par ce moyen à la surveillance de l'autorité publique. Lors de la déclaration du décès à l'officier public de la commune où il a eu lieu, on doit donc faire mention dans l'acte des intentions, soit du décédé, soit de ses parents ou amis. L'officier public doit en outre, dresser procès-verbal de l'état du corps au moment où on l'enlève, ou à l'instant où on l'enferme dans la bière. Il délivre ensuite un passeport motivé au conducteur du corps, et il adresse directement au maire du lieu où il doit être déposé, et ce aux frais des parents ou amis du décédé, une expédition de l'acte de décès et du procès-verbal de l'état du corps, afin que le maire de cette dernière commune veille à l'exécution du décret. »

Ces dispositions, il faut le dire, étaient encore incomplètes. Elles s'appliquaient seulement au transport des corps qui devait avoir lieu immédiatement après le décès, et ne contenaient aucune prescription pour les cas assez fréquents où il s'agit d'exhumer un corps déjà mis en terre pour le réinhumer dans un autre lieu.

L'on avait mis en doute, d'un autre côté, la légalité du droit donné au maire de prendre une décision qui devait être exécutée non seulement en dehors de sa commune, mais même dans un autre département.

L'expérience avait fait reconnaître enfin que, dans les communes rurales surtout, les autorités municipales n'étaient pas toujours en position de prescrire utilement les mesures de précaution exigées dans l'intérêt de la salubrité publique.

Par suite de ces diverses considérations, les prescriptions de la circulaire du 26 thermidor an XII, bien que n'ayant jamais été rapportées d'une manière expresse, ont été modifiées dans la pratique. Elles ont subi en fait des changements dont l'expérience a démontré l'utilité. Il m'a paru opportun de donner la consécration officielle à ces modifications, et de résumer en même temps, de la manière suivante, l'ensemble des dispositions qui régissent la matière.

L'exhumation d'un cadavre, quelle que soit sa destination, ne peut avoir lieu qu'en vertu d'une autorisation spéciale du maire.

Le transport d'une commune à une autre dans le même arrondissement doit être autorisé par le sous-préfet.

Le transport d'un arrondissement dans un autre, dans le même département, doit être autorisé par le préfet.

Enfin, le transport d'un département dans un autre département, doit être autorisé par le ministre de l'Intérieur.

Lorsque le corps d'une personne décédée hors de France est présenté à la frontière de terre, c'est au préfet du département frontière qu'il appartient d'autoriser le transport du corps dans l'étendue de sa juridiction ; mais s'il s'agit de transporter le corps dans un autre département ou de lui faire traverser la France, l'autorisation du ministre de l'Intérieur est nécessaire.

Toutefois, dans les cas d'urgence et lorsqu'ils auront la conviction qu'un retard serait de nature à offrir des inconvénients, les préfets pourront accorder exceptionnellement l'autorisation de transporter le corps ; mais alors ils auront le soin de prévenir immédiatement ceux de leurs collègues que la translation devra intéresser, et d'en rendre compte au ministre de l'Intérieur par un rapport spécial indiquant les motifs qui n'auront pas permis d'attendre ses ordres.

La décision du ministre de l'Intérieur devra toujours

être réclamée lorsqu'il s'agira de laisser entrer en France, par la frontière de terre, ou de laisser passer d'un département dans un autre les corps de personnes décédées dans des pays où règnera une maladie contagieuse, et dans ce cas MM. les préfets, en provoquant l'autorisation du ministre, devront joindre à leur rapport l'avis du conseil de salubrité.

Les autorisations accordées dans les limites ci-dessus indiquées ne changent rien, du reste, aux mesures prescrites dans l'intérêt de la salubrité publique. Les précautions d'usage, à prendre pour l'enlèvement des corps durant le trajet ou à l'arrivée, conformément à la circulaire du 26 Thermidor an XII, doivent toujours être observées (1).

Recevez, etc...

Le ministre secrétaire d'État au département de l'Intérieur.

Signé : BILLAULT.

(1) M. le Ministre de l'agriculture, du commerce et des travaux publics, vient d'adresser de son côté aux directeurs du service sanitaire des instructions et un règlement concernant l'admission dans les lazarets, le transport et la réinhumation dans l'intérieur de la France des personnes mortes hors du territoire continental de l'empire.

Ces instructions concertées avec les différents départements ministériels intéressés dans la question ont pour but d'indiquer aux agents du service sanitaire les mesures de précaution dont ils devront exiger et assurer l'exacte observation, afin que l'introduction en France des dépouilles mortelles ne puisse présenter aucun danger pour la santé publique. Mais une fois que le cercueil a franchi l'enceinte du lazaret, le soin et la responsabilité de la surveillance incombent à l'autorité chargée de la police générale du territoire et de la police spéciale des inhumations. Aussi, aux termes de l'article 2 du règlement de M. le Ministre de l'agriculture, du commerce et des travaux publics, lorsque les directeurs de la santé ont autorisé l'admission en France d'un corps, ils doivent informer immédiatement de leur décision le préfet du département du port d'arrivée et celui du département dans lequel doit avoir lieu l'inhumation définitive, et jusqu'à ce que ce dernier ait fait connaitre qu'il autorise le transport et l'inhumation du corps dans son département, le cercueil doit être retenu dans le lazaret. Dans le cas ou MM. les Préfets ne croiraient pas devoir

EXHUMATION ET TRANSPORT DE CORPS. — MESURES DE SALUBRITÉ A PRENDRE (DU 8 AOUT 1830).

Paris, le 8 août 1859.

Monsieur le Préfet, des instructions émanées de mes prédécesseurs, notamment la circulaire du 10 mars 1850 et celle du 29 février 1856, ont déterminé les formalités à remplir pour obtenir l'autorisation de transporter un corps d'un lieu dans un autre. L'opération du transport ne doit être effectuée que lorsque l'autorité a constaté l'entier accomplissement des mesures de précaution réclamées, en pareil cas, par le soin de la salubrité publique.

Aux termes de la circulaire ministérielle du 26 thermidor an XII, l'exercice du droit que les citoyens ont de faire transporter d'un département dans un autre les corps de leurs parents et amis doit être précédé

autoriser l'inhumation dans leur département d'un individu dont le cercueil a été admis à la libre pratique par l'autorité sanitaire, ils devront en référer sur le champ au ministre de l'Intérieur en faisant connaître le motif de leur refus.

Indépendamment des mesures de surveillance auxquelles les préfets auront à pourvoir pendant le trajet, de concert avec les départements que devra traverser le corps pour arriver à sa destination définitive, le ministre appelle leur attention sur les prescriptions de l'article 6 de l'instruction dont il s'agit : cet article est ainsi conçu :

Art. 6. — Le sceau apposé par l'autorité sanitaire ne pourra être rompu, même après l'arrivée du cercueil dans la localité où l'inhumation doit avoir lieu, sauf le cas de force majeure. Il ne pourra être procédé sous aucun prétexte à l'ouverture du cercueil sans une autorisation préalablement concertée entre le ministre de l'Intérieur et celui de l'Agriculture, du Commerce et des Travaux publics.

Ces instructions, combinées avec celles qui précèdent relativement au transport des corps des personnes décédées en France, indiquent toutes les mesures de précaution et de surveillance propres à garantir la santé publique.

Note de l'éditeur, *Recueil des actes administratifs*, 1856.

des opérations nécessaires pour empêcher la putréfaction de ces corps, etc......

Ces prescriptions n'ont pas toujours été observées, et il est arrivé que des corps, déjà en putréfaction, répandaient une odeur infecte pendant le trajet et dans la maison où ils étaient déposés.

Pour prévenir ce genre d'inconvénient, qui a donné lieu à des réclamations fondées, il devient nécessaire de préciser et de spécifier les mesures de précaution et de salubrité, qui, aux termes des instructions antérieures, devront être exigées pour le transport d'un corps.

1° La translation du corps d'un individu récemment décédé ne pourra être effectuée hors du département où a eu lieu le décès, que dans un cercueil en bois de chêne, dont les compartiments auront 4 centimètres d'épaisseur, seront fixés avec des clous à vis et maintenus par trois frettes en fer serrées à écrou.

2° Quand le trajet à parcourir excèdera 200 kilomètres, le corps devra être placé dans un cercueil en plomb renfermé lui-même dans un cercueil en chêne. Le cercueil en plomb sera alors confectionné avec des feuilles de plomb laminé de deux millimètres, au moins, d'épaisseur et solidement soudées entre elles. Le cercueil de plomb pourra également être exigé, même pour des distances moindres, toutes les fois que des circonstances exceptionnelles rendront cette mesure nécessaire.

3° Dans tous les cas, le fond du cercueil contenant le corps devra être rempli par une couche de six centimètres d'un mélange pulvérulent, composé d'une partie de poudre de tan, et de deux parties de charbon de bois pulvérisé. Le corps devra ensuite être entièrement couvert de cette même poudre, avant la fermeture du cercueil.

Je vous invite, M le Préfet, à veiller avec soin à ce que ces prescriptions soient ponctuellement observées, et à adresser à cet effet des instructions formelles à qui de droit.

Les autorisations de transport ne seront accordées qu'après l'accomplissement des formalités que je viens de rappeler.

Recevez, etc...

Le ministre de l'Intérieur.

Signé : duc DE PADOUE.

DIRECTION GÉNÉRALE DE LA SURETÉ PUBLIQUE. — 2e BUREAU. — TRANSPORT DES CORPS.

Paris, le 8 juillet 1874.

Monsieur le Préfet, il est arrivé assez fréquemment, dans ces derniers temps, que les demandes ayant pour objet d'obtenir l'autorisation de transporter des corps d'un département dans un autre, ou à l'étranger, m'ont été adressées directement, sur l'avis des maires, par les parties intéressées, ou même m'ont été transmises comme objet rentrant dans les attributions du ministère de l'intérieur, par certains bureaux de Préfecture.

Je crois devoir vous rappeler, à cette occasion, qu'aux termes de l'art. 1er n° 13, du décret du 13 avril 1861, sur la décentralisation, il appartient à MM. les préfets de statuer en pareil cas.

Je vous laisse le soin d'apprécier s'il ne conviendrait pas d'insérer une note à ce sujet dans le Recueil des actes de votre préfecture, afin de guider les autorités locales dans l'exécution de la disposition dont il s'agit.

Le ministre de l'Intérieur,

Pour le Ministre :

Le préfet de police, chargé de la direction générale de la sûreté publique.

Signé : L. RENAULT.

AUTORISATION DE TRANSPORT DE CORPS (DU 10 NOVEMBRE 1875).

Paris, le 19 novembre 1875.

Monsieur le Préfet, un de mes prédécesseurs a signalé à votre attention, par lettre circulaire du 8 juillet 1874, l'inobservation fréquente du décret du 13 avril 1861, art. 1er n° 13, dispositions aux termes desquelles vous êtes appelé à statuer directement sur les demandes d'autorisation de transport de corps, soit d'un département à un autre, soit de France à l'étranger.

Des demandes de cette nature ont toutefois continué de m'être adressées depuis lors en assez grand nombre, et le plus souvent, par les maires des communes d'où le transport doit être effectué.

Je me vois donc dans la nécessité de vous rappeler les instructions de la circulaire précitée, et d'insister spécialement pour qu'elles soient portées à la connaissance des maires de votre département par la voie du Recueil des actes administratifs de votre préfecture.

J'attache une importance particulière, à ce qu'il soit

très exactement tenu compte à l'avenir de ces recommandations nouvelles destinées à supprimer d'inutiles complications de correspondance, et à activer l'expédition d'affaires qui, presque toujours, présentent un caractère d'urgence exceptionnelle.

Recevez, etc.

Le ministre de l'Intérieur,

Pour le ministre et pour le préfet de police, chargé de la direction générale de la sûreté publique :

Le sous-directeur,

BURIN DES ROSIERS.

DIRECTION DE LA SURETÉ GÉNÉRALE. — 4e BUREAU.

TRANSPORT DE CORPS (DU 19 MARS 1880).

Paris, le 19 *mars* 1881.

Monsieur le Préfet, d'assez nombreuses demandes en autorisation de transport d'un corps d'un département dans un autre ou à l'étranger continuent de m'être adressées, soit par les parents des personnes défuntes, soit même quelquefois par certaines administrations municipales, contrairement aux dispositions particulières du décret de décentralisation du 13 avril 1861, article 1er n° 13, aux termes desquelles vous êtes invité à statuer vous-même dans ces circonstances, ainsi que vous l'ont rappelé deux fois déjà, les circulaires ministérielles des 8 juillet 1874 et 19 novembre 1875.

Mon administration, indûment saisie de ces demandes dont elle a jugé convenable de décharger le service central, qu'elles encombrent sans nécessité, se voit contrainte alors soit de vous les envoyer, ce qui entraîne une perte de temps, soit, eu égard à l'extrême urgence invoquée, de prendre et de notifier elle-même aux intéressés une décision qui ressortit expressément à vos attributions.

J'ai résolu de ne pas laisser subsister plus longtemps cette pratique irrégulière et je vous prie en conséquence de vouloir bien rappeler de nouveau à MM. les maires, par la voie du Recueil des actes administratifs, que toute demande en autorisation de transport de corps dans un département quelconque de la France ou à l'étranger, doit être adressée non au ministère de l'intérieur, comme le supposent à tort nombre de personnes, mais au Préfet du département dans lequel le décès a eu lieu et d'où le corps doit être dirigé sur sa destination définitive.

Vous ne manquerez pas d'ailleurs d'inviter MM. les maires à donner la plus grande publicité possible à ces instructions, dont vous leur réclamerez un accusé de réception et qu'ils devront au besoin faire placarder à la porte de la mairie, en les accompagnant d'une note prévenant leurs administrés que le ministre de l'Intérieur se bornera désormais à renvoyer au préfet compétent toutes les demandes de l'espèce qui pourraient lui parvenir postérieurement à cet avis.

Vous voudrez bien, de votre côté, me tenir informé des dispositions que vous aurez prises à ce sujet, en me faisant parvenir en double exemplaire le numéro du Recueil des actes administratifs où se trouveront reproduites avec vos recommandations personnelles

les présentes instructions, à l'exacte application desquelles j'attache un sérieux intérêt.

Recevez, etc

Pour le ministre de l'Intérieur
et des Cultes :

Le sous-secrétaire d'État.

A. Fallières.

V

ÉTABLISSEMENT DES CIMETIÈRES

ARTICLES 1, 2 ET 3.

Laissant de côté les lois antérieures qui deviennent d'un intérêt secondaire en présence du décret du 23 prairial an XII, c'est à l'aide de celui-ci que nous ferons notre analyse et exposerons nos vues, en ayant soin au fur et à mesure de faire intervenir en leurs lieu et place les lois qui ont tour à tour modifié ou complété les articles de ce titre, lequel est la base de notre législation sur les champs de repos (1).

ART. 1er — L'article premier défend d'inhumer dans les églises, hôpitaux, etc. ; la mesure était urgente, ainsi que l'on a pu s'en rendre compte aux chapitres premier et deuxième Là surtout les émanations cadavéreuses étaient nuisibles, étant donné qu'elles se produisaient dans des endroits clos où l'entassement des individus constituait un champ essentiellement pro-

(1) Nous écarterons de la discussion les art. 7, 11, 12, 16, 18. 19, 20, 22, 23, 24, 25, 26, étrangers à notre étude,

pice à la fécondité et à la multiplication des germes morbides, et par suite à la propagation des maladies infectieuses.

L'odeur pénétrante et embaumée de l'encens, de la myrrhe et autres résines odorantes, brûlant dans des cassolettes d'or doucement balancées par des lévites, ne parvenait pas à masquer les exhalaisons nauséabondes qui à chaque opération s'échappaient des caveaux béants, ou d'ordinaire passaient à travers les joints des dalles. Une coupe transversale du monument eût montré les thuriféraires sur un charnier; quel contraste! Il est étonnant que cette opposition saisissante n'ait pas frappé l'imagination active des foules, et qu'une impression d'horreur et de dégoût, s'alliant à un sentiment de conservation propre, ne se soit pas manifestée avec une violence suffisante, pour mettre un terme à une situation que réprouvaient le respect de l'humanité, la décence et l'hygiène, avant que les pouvoirs publics ne songeassent à formuler une loi spéciale et salutaire. Mais non, nous savons qu'il y eut à peine quelques velléités de révolte chez des savants, des protestations isolées au sein des assemblées de provinces, tentatives qui n'étaient pas sans hardiesse, mais qui demeuraient sans écho au Parlement de Paris; nulle part la véhémence de l'indignation générale. On subissait à l'époque bien d'autres pourritures sans murmurer; on s'accoutume à tout quand on est en tutelle, et nul n'est plus coutumier qu'un peuple habitué à voir autrui s'occuper de ses affaires, à penser par l'intermédiaire des classes dirigeantes, à agir d'après une impulsion du maître, qu'un peuple qui, en résumé, n'est pas encore né à la vie politique.

On s'explique ainsi que cette réforme n'ait été faite qu'à l'avènement d'une classe dirigeante nouvelle, la bourgeoisie, c'est-à-dire avec l'arrivée aux affaires de la partie alors la plus éclairée du Tiers-État, au sein duquel elle était éclose, avec lequel elle avait vécu et souffert.

Cet article premier défend aussi d'inhumer dans les villes et bourgs.

Depuis des siècles les cimetières étaient considérés comme dangereux pour la santé publique, à cause surtout de l'état déplorable dans lequel ils se trouvaient par suite de l'abandon où l'on avait coutume de les tenir; il est donc naturel que, pour rassurer les populations trop longtemps négligées, le législateur se soit hâté d'interdire les inhumations dans l'enceinte des cités; il ne faut pas oublier que l'on ne possédait alors que des cimetières mal établis, justifiant de toutes manières les critiques acerbes dont ils étaient l'objet, et que partout des mesures exceptionnelles devaient être prises, quelque opinion que l'on pût avoir sur la question au fonds.

A tout prendre, d'ailleurs, la place des cimetières n'est pas dans l'enceinte propre des villes, dont ils gênent le développement, à cause de la grande surface de terrain qu'ils réclament et des conditions topographiques particulières qu'ils doivent réunir pour ne présenter aucun danger; à cause aussi de la dépréciation qu'ils jettent sur les immeubles avoisinants et de la répugnance instinctive qu'ils inspirent aux esprits timorés, malheureusement trop nombreux.

Par malheur, les termes dans lesquels fut rédigé le dit article ne furent pas suffisamment pesés, ou plutôt les intéressés, c'est-à-dire, ceux qui ne voulaient pas transférer leurs cimetières, ne les trouvèrent pas assez explicites ; ils prétendirent que, par bourgs on avait voulu entendre les villages d'une certaine importance, les petites villes, à l'exclusion des faibles agglomérations, des villages moins considérables et que, par conséquent, l'article 1er n'était pas exécutoire pour toutes les communes de France, dont la plus grande partie se trouvaient ainsi libre d'agir à leur guise, soit de se conformer ou non aux prescritions du décret.

Cette manière de voir trouvait un appui dans la déclaration du 10 mars 1776, laquelle ayant voulu indiquer que toutes les communes indistinctement étaient comprises dans les mesures d'ordre et de police contenues dans cet acte souverain, avait écrit en toutes lettres le mot *communes* et non pas le mot *bourgs* ; c'est pourquoi les opposants arguaient de ce premier texte pour conclure que le décret de l'an XII avait eu l'intention, en écartant le mot *communes* de désigner une catégorie spéciale parmi celles-ci, catégorie difficile toutefois à déterminer, mais qui était renfermée dans le mot « bourg ». Cette interprétation spécieuse ayant amené divers conflits, la question est restée pendante de longues années, au grand détriment de l'intérêt commun et de la Justice, de cette dernière surtout, laquelle se trouvait de ce fait considérablement génée pour l'équitable application de la loi.

Les Conseils généraux, appelés à se prononcer en 1841, par invitation expresse du ministre de l'Intérieur, sur ce point délicat, furent d'avis, à la majorité, qu'il n'y avait là qu'une erreur de rédaction et que l'esprit de réforme qui avait dicté le décret de l'an XII, ne comportait pas la restriction sur laquelle on ergotait depuis trente-sept ans! Trente-sept ans! Si les morts vont vite, suivant une parole célèbre, on n'en peut pas dire autant de l'administration, ni des assemblées délibérantes.

Cependant, malgré cette décision de la majorité des conseils généraux, le ministre d'alors, voulant en même temps tenir compte de l'appréciation de la minorité, l'affaire en resta là jusqu'au 6 décembre 1843, date à laquelle l'ordonnanee royale que nous connaissons mit fin aux débats en rendant la mesure générale par son article premier, qui comprit à la fois dans sa rédaction les termes du décret de prairial et ceux de l'ordonnance de 1776.

Art. 2. — Les cimetières doivent être établis à 35 ou 40 mètres de l'enceinte des communes, dit l'article 2 du décret de 1804. Mais le conseil d'État a jugé le 13 novembre 1835 (Affaire Roux et Debourges) que cette distance ne doit pas être observée à l'égard des maisons ou habitations placées en dehors de l'enceinte c'est-à-dire en dehors des masses d'habitations qui constituent la ville ; par conséquent lors de l'établissement ou de l'agrandissement d'un cimetière ou du creusement des sépultures à l'intérieur d'un cimetière on peut ne pas tenir compte des bâtiments isolés qui se trouvent dans les banlieues et au profit desquels aucune servitude ne peut être créée de ce fait.

D'autre part, le décret de 1808, statuant non plus vis-à-vis des communes, mais à l'encontre des propriétés particulières, déclare que l'on ne pourra élever une habitation, ni creuser un puits à une distance moindre de 100 mètres des nouveaux cimetières. Un avis du Conseil d'État en date du 28 décembre 1840, informe que toutes les propriétés situées dans un rayon de 100 mètres dans tous les sens autour du cimetière sont soumises aux prescriptions dudit décret et qu'une autorisation est surtout nécessaire lorsqu'il s'agit de fouilles à faire, soit pour les constructions nouvelles, soit pour les constructions anciennes.

En combinant ces deux décrets et les divers avis du Conseil d'État, il résulterait que de l'établissement d'un cimetière à 35 mètres de l'enceinte d'une commune, naîtrait pour les propriétés limitrophes du côté de ladite commune une servitude qui s'étendrait sur 65 mètres ce qui donnerait à la loi une rétroactivité qui n'est nulle part ailleurs dans nos codes.

Il y a là une contradiction dont il a été fait justice par l'usage et par la circulaire ministérielle du 30 décembre 1843, que nous avons donnée au précédent chapitre; il est aujourd'hui convenu que lorsqu'un cimetière a été transféré hors des murs d'une commune, conformément aux lois et règlements d'administration, les 100 mètres de servitude sont obligatoires seulement du côté de la campagne et non point du côté de la ville où les propriétés ne peuvent être atteintes au-delà de 35 mètres.

La servitude du côté de la campagne est donc une obligation qui concerne les propriétaires seulement, tandis que du côté de la ville la servitude de 35 mètres frappe également la commune et lesdits propriétaires. Cela laisse supposer que la distance de 35 mètres était reconnue suffisante au point de vue sanitaire et que celle de 100 mètres n'a été apportée que pour faciliter l'agrandissement facultatif des cimetières.

D'où il suit : 1° que les cimetières doivent être établis à 35 mètres minimum en dehors des îles ou pâtés de maisons formant la ville ; 2° que les habitations isolées dans la campagne ne jouissent pas des privilèges attachés à l'agglomération des habitations, et partant ne peuvent être un obstacle à l'établissement ou à l'agrandissement des cimetières ; 3° que nul puits ne peut être creusé, nulle maison bâtie, ou réparée sans une autorisation spéciale, à moins de 100 mètres de rayon du côté de la campagne, et 35 mètres du côté de la ville.

Les prescriptions du décret de 1808, dit A. Tardieu, ont perdu de leur intérêt là où, comme à Paris, les cimetières sont convenablement établis ; en ce qui nous concerne, nous sommes convaincu, et nous le prouverons plus loin, que s'il est utile d'éloigner les cimetières de l'enceinte des villes, d'une distance plus ou moins considérable pour des motifs d'ordres divers, il n'est pas nécessaire que cette distance soit de 35 ou de 100 mètres pour que la santé publique soit à l'abri de tout péril. En Allemagne, la distance à observer entre les habitations et les cimetières, est de 100 à

1000 pas, selon l'importance des villes ; en Autriche, elle est uniformément de 700 pieds pour toutes les communes.

Art. 3. — Il est sage d'avoir choisi les terrains élevés et exposés au nord, pour y placer les cimetières ; l'élévation du plan, en diminuant la pression atmosphérique, en augmentant la quantité des courants d'air, offre à l'expansibilité des gaz qui s'échappent d'une tombe ouverte ou d'un cercueil mal joint plus de facilité pour se détendre, se raréfier et enfin se perdre. Le sol garde davantage au nord cette humidité si nécessaire à la décomposition rapide des corps ; les vents frais y fouettent l'herbe drue et serrée, secouant les allées de cyprès, dont le feuillage lourd emmagasine les miasmes et se charge de poussières de toute provenance.

Quant à la hauteur des murs de clôture, il faudrait la porter à 3 mètres; un mur de 2 mètres se franchit trop facilement et il est nécessaire d'opposer une barrière insurmontable à l'agilité des maraudeurs. Il est vrai aussi qu'il faut éviter de créer un obstacle à la circulation de l'air, en bâtissant des murs trop hauts, mais, comme les cimetières ont toujours une certaine étendue, un mur de 3 mètres ne peut guère gêner l'amplitude des ondulations isochrones de l'atmosphère et leur répercussion jusqu'au ras du sol. On pourrait enfin affaiblir les difficultés que peut présenter au développement des vagues atmosphériques une surface pleine de 3 mètres, en arrêtant, sauf du côté de la ville, la maçonnerie à $1^{m},25$ de hauteur et en complétant la différence, soit $1^{m},75$, par une grille en fer couronnée d'une broussaille de même métal.

On ne saurait trop multiplier les plantations dans les cimetières : on sait que les végétaux purifient l'air en absorbant de grandes quantités de carbone et en exhalant de l'oxigène rectifié; mais, par la même raison que les murs trop hauts empêchent la circulation de l'air, les arbres trop touffus ont le même inconvénient, c'est pourquoi nous proscririons les cyprès, les thuyas, les ifs, que la tradition et la couleur sombre de leur feuillage, font accepter comme funèbres, et qui ont le désavantage, nous l'avons dit, de garder sous leurs branches les gaz plus lourds que l'air, qui ne se répandent au dehors des caveaux que par suite de leur accumulation forcée dans un espace restreint, ou parce qu'ils en sont chassés mécaniquement par la ventilation. Nous porterions en revanche notre choix sur le peuplier, le bouleau, le tremble, l'ormeau, le platane, l'eucalyptus, le faux marronnier, l'érable, le frène, etc., pour planter dans le chemin de ceinture intérieur afin d'isoler le cimetière par un cordon de verdure ; nous préfèrerions dans les avenues, le tilleul, l'acacia, l'alisier, le magnolia, le mûrier du Japon, le laurier-tin, le laurier-rose, le lilas, le fusain; sur tous les points accidentés, le pin, le sapin, le cèdre, le chêne, le tamaris, le houx, le noisetier; derrière les tombeaux, le saule pleureur, le laurier franc, le myrte, le grenadier, l'aubépine.

Aucun arbre ne devrait être toléré immédiatement devant les tombeaux; ils rendent la surveillance difficile et nuisent à l'aération, les bouchons des caveaux se trouvant en général de ce côté. Nous serions d'avis que l'on semât du gazon dans les fosses communes ;

que l'on cultivât dans les terrains vagues, perdus, ou non utilisés, les chemins de ronde, etc., des plantes aromatiques telles que le genêt, la menthe, la violette, l'iris, le lilas, le thym, la sauge, la lavande, l'aspic, le romarin, etc., lesquelles, non seulement contribueraient à épurer l'air, mais encore lui donneraient leur parfum.

Indépendamment de leur action épuratoire à la surface du sol, les arbres jouent encore un rôle important dans le sous-sol; leurs racines plongent dans la terre et vont s'emparer des produits de la décomposition. Après cinq années, lorsqu'on reprend les fosses communes, il n'est pas rare de trouver des radicelles qui courent sur les débris de cercueils à des distances considérables des allées; ces chevelures végétales ont aspiré et ramené à la lumière sous forme de feuilles ou de fleurs les gaz toxiques et les ferments. Il ne faut pas croire cependant que les fibrilles ont hâte de s'approcher des milieux en pourriture active; la trop grande production de gaz impropre à la vie, les éloigne au contraire, et ce n'est que lorsque la matière organique a subi une première altération, que la fermentation putride elle-même a cessé pour faire place à la fermentation sèche, que les spongioles jettent leurs suçoirs et précipitent la reconstitution du sol en l'appauvrissant de toute la quantité de sels dont elles s'emparent.

Pour que les végétaux gardent leur bienfaisante utilité, ils seront plantés seulement à la file et jamais en doubles rangs, quelque écartés que ceux-ci puissent être, ni en toufles, et les branches inférieures seront élaguées, au moins à hauteur d'homme, afin de permettre aux courants d'air de s'établir, de régner librement à la surface et de pouvoir ainsi gagner les larges allées où la brise les prendra pour les disperser dans l'espace.

Maret n'est pas partisan des arbres dans les cimetières, mais il est bon de connaître ses objections, non-seulement à titre documentaire, mais encore pour éviter les inconvénients qui ont motivé ses critiques :

« Un usage assez uniforme, dit-il, paraît autoriser les plantations d'arbres faites dans les cimetières ; mais il est abusif et dangereux. Les arbres diminuent l'espace destiné aux sépultures ; cela seul suffirait pour engager à faire cesser cet usage ; il est cependant encore un autre motif qui doit y déterminer. Si le mouvement des branches peut agiter l'air qui couvre les cimetières, les arbres, en rompant les courants d'air, s'opposent à l'action des vents sur les vapeurs et ces vapeurs, arrêtées par les feuillages, sont forcées de retomber sur la terre et y entretiennent une humidité pernicieuse. Qu'aucun édifice, aucun arbre n'interrompent donc les courants d'air et ne s'opposent à la dispersion des vapeurs qu'ils doivent extraire. »

En regard de l'appréciation de Maret, il convient de mettre celle de Pellieux (1) de date plus récente: « Si l'on établissait, affirme-t-il, dans les caveaux, un double conduit d'air, qui introduisît celui du dehors à mesure que l'air intérieur serait chassé extérieurement, les

(1) A. Pellieux, *Observations sur les gaz méphitiques des caveaux mortuaires de Paris* (*Annales d'hygiène publique*,). Paris, 1849, tome XLI p. 127.

caveaux s'assainiraient d'une manière parfaite, et les arbres, en absorbant les gaz en quelque sorte au fur et à mesure de leur production, contribueraient également à l'assainissement de l'atmosphère. »

Nous n'essaierons de tirer aucune conclusion de ces deux citations qui, dans leur ensemble, n'infirment en rien notre manière de voir.

Nous désirerions aussi que les terrains fussent autant que possible calcaires, c'est-à-dire alcalins et non argileux ou siliceux, les premiers ayant la faculté de consumer plus promptement les chairs, tandis que les seconds retardent la putréfaction. (Les nègres des côtes de la Sénégambie ont remarqué la faculté absorbante des écailles d'huitres, composées de sels alcalins, aussi enfouissent-ils leurs morts sous les énormes tas de ces coquilles qui se trouvent à proximité de leurs cases ! Quand nous disons « ont remarqué » il est à supposer que le hasard seul a été leur maitre.)

Ils devraient être choisis à l'est ou à l'ouest des villes, à cause des vents qui, soufflant plus fréquemment du nord au sud et du sud au nord, que de l'est à l'ouest et vice versa, risquent de porter davantage sur elles, l'air du cimetière, par la même raison, les allées principales de service intérieur doivent être tracées du nord au midi, et un épais rideau de hauts peupliers doit borner la vue du côté de la ville afin de rompre la direction initiale des vents qui peuvent souffler de ce côté.

Pour éviter le stationnement des eaux à la surface, en cas de pluie, ce qui aurait de graves conséquences, tant dans les fosses communes, où des effondrements seraient à craindre, que dans les endroits réservés aux caveaux de famille, dont les constructions pourraient souffrir, le terrain sera légèrement en pente et de larges caniveaux seront établis dans les allées.

Les ruisseaux traversant les cimetières seront captés dans des tuyaux de fonte ou de grès, afin qu'il n'y ait pas d'infiltration capable d'amener un excès d'humidité; nous disons des tuyaux de fonte ou de grès et non pas des acqueducs maçonnés, parce que ceux-ci peuvent plus facilement éprouver des accidents tels que fissures, crevasses, etc... Lesdits tuyaux reposeront sur un massif en béton d'une épaisseur proportionnée au poids à supporter, pour empêcher les affaissements.

Quant à la profondeur que doit avoir le sol meuble, nous pensons qu'elle ne doit pas être inférieure à $2^{m},50$, afin de ménager au-dessous des cercueils et par conséquent au-dessus des bancs de rochers ou des nappes d'eau souterraines, une couche de terre variant entre $0^{m},75$ et un mètre d'épaisseur, pour éviter le contact direct des matières organiques avec les bassins d'alimentation, et de réserver dans le sous-sol un tampon à la fois suffisant comme absorbant et comme filtre.

Nous diminuerions certainement l'épaisseur de celui-ci pour des raisons que nous donnerons dans un des prochains chapitres, si nous ne devions pas rencontrer dans ledit terrain des corps étrangers, qui par leur quantité amoindriront notablement sa force d'absorption, ou qui par leur qualité serviront de conducteur aux infiltrations.

Des drains en pierre sèche et gros gravier seront

construits autour des carrés destinés aux fosses communes, pour enlever au sol l'excédant d'eau qui se trouve souvent à peu de profondeur ; on agira de la même manière dans les allées de tombeaux à la hauteur des radiers de ceux-ci.

Nous dirons, au chapitre VII, pourquoi il serait tout aussi efficace d'en poser au-dessous des cercueils.

VI

LA FOSSE COMMUNE, VICIATION DE L'AIR

Articles 4 et 5.

La première et la plus forte crainte qu'éprouve le visiteur ou le voisin d'un cimetière, c'est que l'air que l'on respire dans ses parages soit empesté, capable d'engendrer des maladies diverses ou tout au moins d'attaquer la machine humaine d'une manière quelconque. L'imagination aidant, les passants se figurent percevoir dans les environs du mur d'enceinte des odeurs « *sui generis* ». De là cette anxiété du public et sa défiance d'un établissement que les chroniques et les contes de la veillée ont rendu suspect ; ces bruits suffisent pour amener la baisse de la propriété foncière dans un rayon assez étendu. On peut à la rigueur ne pas creuser de puits et se priver de l'eau de source pour ne boire que de l'eau de citerne ; mais on ne peut se dispenser de respirer comme tout le monde et de prendre l'air où il se trouve, tout naturellement. Il est certainement téméraire d'habiter dans les quartiers où les cimetières sont situés, on frémit rien que de penser aux feux-follets! L'air est si facilement altéré, la pourriture donne des gaz si fétides, ces gaz traversent si facilement la terre à mesure qu'ils se produisent, que l'on est insensiblement infecté par ces inhalations!

Non, les gaz ne traversent pas la terre si facilement que cela, et la traverseraient-ils, qu'arrivés hors de la fosse, ils seraient inoffensifs, car ils sont décomposés en route. Nous donnerons ci-après l'explication des phénomènes qui se manifestent, mais Maret a développé sur l'expansion des gaz qui se forment dans le sol, une théorie si claire et si saisissante par l'originalité de ses hypothèses et de ses aperçus, que nous croyons utile de la faire connaître avant toute chose; il est bien entendu que nous faisons nos réserves sur la partie technique de son travail:

« La terre, dit-il, est perméable aux écoulements qui se font des corps qu'elle renferme et, ces écoulements étant nécessairement proportionnés au nombre des points d'où ils partent, il en résulte qu'ils sont d'autant plus considérables dans un lieu donné, qu'il y a plus de points exhalants, et que les vapeurs formées par ces écoulements sont d'autant plus considérables dans les cimetières qu'on y a enterré un plus grand nombre de corps, et d'autant moins que ce nombre est plus petit. Mais quoique la terre soit perméable, il est de fait qu'elle gêne un peu le flux par l'obstacle que leur opposent ses parties constituantes; qu'en les gênant, elle retarde l'émanation des molécules cadavéreuses, de manière que celles-ci s'exhalent en détail, et conséquemment sortent en plus petite quantité dans un temps donné. Cette action de la terre, considérée comme agissant par sa masse, est nécessairement proportionnée à l'épaisseur des couches que les écoulements doivent traverser; d'où il suit que ceux-ci sont d'autant moins considérables que les cadavres sont plus profondément enterrés.

L'enfouissement des corps morts, fait plus ou moins profondément, influe encore sur la densité des vapeurs. Dès que les molécules terreuses sont capables de faire obstacle à l'écoulement des corpuscules putrides qui s'échappent des cadavres, il est certain qu'elles agissent avec plus d'avantage sur les corpuscules plus grossiers que sur les autres ; qu'ainsi l'effet d'une couche terreuse fort épaisse, est de subtiliser les vapeurs en s'opposant à l'émanation des corpuscules grossiers, et de diminuer leur densité; de sorte qu'elles sont d'autant moins denses que les corps qui les fournissent sont plus profondément enterrés, et d'autant plus denses que les corps sont recouverts de moins de terre. Il est encore une cause capable d'augmenter la densité de ces vapeurs, c'est la réunion des écoulements sortant des différents cadavres; il est évident que ces vapeurs acquièrent une densité proportionnelle au nombre des rayons d'écoulement réunis en un même point. Tout corps livré à la putréfaction doit être regardé comme un foyer d'où s'élancent en tous sens des corpuscules fétides, dont la direction forme des rayons plus ou moins étendus, plus ou moins inclinés à l'horizon. Ces rayons à l'air libre et quand la mobilité de ce fluide ne les brise point et ne change point leur direction, se rendent sensibles à un plus ou moins grand éloignement, suivant la force des écoulements qui en constituent l'essence, et, quoiqu'on ne puisse pas déterminer avec précision leur étendue, il semble que l'expérience autorise à leur donner en un temps calme, au moins celle de 25 à 30 pieds. La terre, par la résistance stratiforme qu'elle oppose à ces écoulements, produit sur les rayons qui les constituent deux effets qu'il est intéressant de remarquer ; elle les raccourcit nécessairement et en modifie la direction. Il n'est pas possible de soumettre au calcul ce raisonnement ni ce changement de direction ; mais l'on peut donner pour assuré qu'il est proportionné à l'épaisseur de la couche terreuse ; et comme, dans une occasion où l'expérience ne peut pas guider, il est permis de faire des suppositions, pourvu qu'on ne s'écarte point de la ressemblance, je *supposerai* qu'une couche terreuse d'un pied d'épaisseur raccourcisse les rayons de 2 pieds et même de 3, si l'on veut ; c'est probablement en exagérer l'effet, puisque l'on voit des sources se manifester par des exhalaisons sensibles quoiqu'elles soient à 20 ou 30 pieds au-dessous de la surface du terrain, et que les écoulements étant fluides et les pores de la terre pouvant être assimilés à des tubes capillaires, il est à présumer que l'effet de l'obstacle opposé aux émanations par les molécules terreuses, n'est pas à beaucoup près aussi considérable que je le suppose.

J'admettrai cependant cet effet comme constant, pour écarter la plus légère objection ; et, partant de cette supposition, je trouve qu'un corps mort enfoui à 7 pieds de profondeur ne doit porter ses exhalaisons qu'à 5 ou 6 pieds au-dessus de la surface de la terre, mais que 4 pieds de terre laissent assez de force aux émanations pour s'élever à 12 ou 15 pieds, et même beaucoup plus haut. Un autre effet nécessaire de l'action des couches terreuses est la réfraction des rayons d'écoulement. Celle-ci doit être proportionnelle à l'épaisseur de ces couches, et l'on est en droit de supposer que les rayons partis d'un corps enterré à 7 pieds de profondeur seront tous réfractés et tellement rapprochés de la perpendiculaire qu'ils deviendront presque tous parallèles entre eux, et que les émanations d'un cadavre enfoui à cette profondeur s'élèveront, à peu de chose près, perpendiculairement à l'horizon ; ce qu'on doit s'efforcer d'obtenir. Mais on est aussi autorisé à prétendre que, la terre étant perméable en tous sens, ses rayons divergeront d'autant plus et seront d'autant plus inclinés à l'horizon que la couche de terre qui couvrira les cadavres sera moins épaisse ; qu'ainsi, lorsque ces rayons ne traverseront qu'une couche de 4 pieds d'épaisseur, ils se porteront obliquement, de façon à se réunir à ceux qui partiront de fosses voisines, si celles-ci ne sont pas assez éloignées pour que leurs rayons mutuels ne puissent pas se rencontrer ; mais cette réunion qu'il faut, autant que possible éviter, ne pourra avoir lieu sans augmenter la densité des vapeurs, et cette densité sera toujours en raison directe de la distance des fosses qui renfermeront les cadavres, puisque alors un nombre plus considérable de rayons se trouvera réuni, par l'effet de l'obliquité, sur un même point. Si l'on pouvait calculer et la résistance des couches terreuses et la force des écoulements putrides, on pourrait déterminer avec précision la divergence des rayons formés dans cette circonstance par ces écoulements ; ceux-ci sont si subtils qu'on peut présumer que ces rayons s'étendent à plus de 7 à 8 pieds sous des angles plus ou moins aigus. Je borne l'étendue des rayons à 3 ou 4 pieds, je réduis à 2 pieds la ligne horizontale à l'extrémité de laquelle tomberait la perpendiculaire tirée du sommet du rayon ; il en résultera que si deux fosses, dont la profondeur serait de 4 à 5 pieds, n'étaient qu'à 2 pieds de distance l'une de l'autre, les écoulements des cadavres voisins se confondraient ; qu'ainsi, pour éviter la densité qui en serait l'effet, il faudra au moins mettre entre chaque fosse 4 pieds d'intervalle sur les grands côtés, et que, eu égard au peu d'écoulement que doivent donner la tête et les pieds, on pourra réduire cet intervalle à deux pieds à chaque extrémité de la fosse. Cette distance devra varier à raison de la profondeur des fosses ; et, comme la divergence des rayons serait peu considérable si les fosses avaient 6 ou 7 pieds de profondeur, on pourra alors ne mettre entre chaque fosse que 2 pieds sur les grands côtés et 1 pied seulement à la tête et aux pieds. Mais en vain s'élèverait-il peu de corpuscules cadavéreux de la surface des cimetières ; en vain les rayons de leurs écoulements affectant la perpendiculaire ne se réuniraient-ils point, toujours est-il vrai de dire que la densité des vapeurs serait encore inévitable, si les émanations n'étaient point absorbées et dissoutes à proportion qu'elles se font.

Or, cette absorption et cette dissolution ne peuvent avoir lieu qu'autant que l'air qui couvre la surface des cimetières est souvent renouvelé et très peu humide. Dès que la salubrité du cimetière dépend du peu d'abondance et du peu de densité des vapeurs animales que les exhalaisons cadavéreuses y forment, et que cette abondance et cette densité sont en raison du petit nombre de cadavres qui y sont déposés, de la profondeur de leur enfouissement, de l'attention à espacer les fosses proportionnellement à leur profondeur et de la facilité que l'air trouve à absorber ces vapeurs, il faut donc que les fosses aient au moins 5 à 6 pieds de profondeur, afin que les morts soient recouverts de 4 à 5 pieds de terre ; que les cimetières aient une étendue proportionnée au nombre de cadavres qu'on y enterre, et que l'air y circule avec facilité et y jouisse de toutes les qualités propres à le rendre très absorbant. »

Enfin Vicq-d'Azyr et Orfila pensent que la grande profondeur des fosses est un obstacle à la putréfaction à cause de la pression qu'exerce la masse des terres.

Par conséquent, si les fosses étaient très profondes, d'après cette dernière opinion, ladite putréfaction s'arrêterait. Mais alors les cimetières seraient excessivement onéreux, et par le coût des creusements et par l'étendue toujours croissante de leur surface, puisque les tranchées ne se renouvelleraient plus à la même place. Heureusement, c'est là une théorie trop absolue.

Il est exact que la grande profondeur des fosses retarde, atténue la virulence de la putréfaction, mais elle ne l'arrête jamais ; lorsque l'oxygène de l'air fait défaut, l'oxygène de l'eau l'alimente, et, quand enfin, la putréfaction humide finit, la putréfaction sèche commence ; c'est une théorie que nous aborderons un peu plus loin. C'est plus lent, mais il n'y a pas d'arrêt. Nous avons trouvé à des profondeurs de plusieurs mètres, quelquefois à 8 ou 10 mètres, des squelettes parfaitement dépouillés, provenant soit d'inhumations relativement récentes de corps enfouis sous des éboulements, ou de sépultures très anciennes.

Il fallait trouver une combinaison qui, tenant compte de l'extrême fluidité des gaz, réduisit à des proportions moyennes la profondeur des fosses.

Cette solution nous paraît écrite dans l'article 4 du décret de prairial. La profondeur de 1m,50 minimum des fosses est suffisante pour permettre à la putréfaction de se continuer régulièrement, et pour empêcher les gaz d'arriver jusqu'à l'atmosphère ; mais, pour éviter les erreurs inhérentes aux minimums, il eût été préférable de donner une mesure unique et ne comportant aucun arbitraire, de fixer, par exemple, 1m,75, invariablement (1).

Les cercueils ayant en moyenne 0m,35 de hauteur, la couche de terre qui les sépare de l'atmosphère n'est donc dans les fosses de 1m,50 de profondeur, que de 1m,15 centimètres ; pour qu'elle suffise, d'après ce que

(1) En Autriche la profondeur règlementaire des fosses est de 2m »

— Hesse	—	—	—	— 1 80
— Bavière	—	—	—	— 2 10
— Bade	—	—	—	— 1 48
— Wurtemberg	—	—	—	— 2 08
— Russie	—	—	—	— 2 60
— Londres	—	—	—	— 0 80 à 2 mèt.
— Constantinople (Musulmans)	—		—	— 1 mèt. à 1m30.

nous connaissons et ce que démontre l'expérience, il est nécessaire qu'elle ne soit composée que de terre végétale très fine, c'est-à-dire exempte de tout corps pouvant détruire la cohésion que l'on cherche à obtenir par le foulage. Cette opération elle-même ne doit pas se faire avec les pieds, comme l'indique la lettre de la loi ; c'est un procédé trop imparfait comme résultat, trop long et trop fatiguant pour l'ouvrier, comme pratique ; il vaut mieux adopter pour cet usage un petit rouleau à main en fonte de fer de 30 kilogrammes environ, facile à manier, que l'on passe plusieurs fois sur chaque couche de terre, lesquelles doivent se superposer avec une épaisseur de $0^{m},25$ au plus. Pour que ces couches soient régulières, une surveillance sérieuse doit être exercée, car le fossoyeur se laisse aisément forcer la main par un fait accompli, c'est-à-dire par un commencement de comblement opéré par l'éboulement des terres soutenues au pied du dernier corps enseveli. Chacun a remarqué, en effet, lors d'une inhumation en tranchée, qu'après la descente du cercueil, les ouvriers retiraient de la fosse une petite barrière en planches, et qu'aussitôt un bruit sourd se faisait entendre. Ce bruit qui impressionne toujours péniblement les assistants est causé par le choc d'une masse de terre qui croule tout à coup sur la bière.

Il est nécessaire d'étendre et d'égaliser, autant que possible, cette première couche qui est disposée en talus, avec une longue pioche, c'est-à-dire, sans descendre dans la fosse, de crainte que le poids de l'ouvrier portant à faux sur le cercueil, n'en écrase le couvercle.

Toutefois, la terre restera toujours un peu en pente de ce côté ; c'est par ce plan incliné que le rouleau sera descendu et manœuvré par les terrassiers au fur et à mesure que les couches seront formées. Ce travail qui, à première vue, paraît compliqué, est assez courant, au contraire, et n'augmente pas sérieusement le prix de revient de l'inhumation.

Aucun cercueil de plomb, de zinc ou autre, capable d'isoler les corps, ne doit être toléré dans la fosse commune, sans quoi on s'exposerait à retrouver ces corps presque intacts à l'époque de la reprise périodique ; dans le même ordre d'idées, doivent être écartés les cercueils en bois ayant plus de $0^{m},018$ d'épaisseur et proscrits tous désinfectants et embaumants susceptibles de retarder la putréfaction, afin que l'œuvre de la destruction n'étant aucunement entravée, on puisse en temps utile rouvrir et faire servir à nouveau les mêmes tranchées.

La distance à conserver entre chaque corps, prescrite par l'article 5, ne nous paraît pas devoir être acceptée sans réserve, en ce qui concerne la tranche de terre qui sépare deux corps placés parallèlement, lorsque celle-ci n'atteint que le minimum de la mesure donnée, soit 3 décimètres. C'est toujours une faute de laisser à l'arbitraire le soin d'appliquer une chose de préférence à une autre ; on est sûr que c'est la moindre obligation qui est choisie ; les lois devraient être aussi concises que claires. Cette épaisseur de 3 décimètres n'est peut-être pas insuffisante, quoique Maret ne s'en fût pas contenté ; rien jusqu'à cette heure ne l'a démontré, mais en tous cas, elle est à peine suffisante et il nous paraît qu'il eût été préférable de l'augmenter de 10 centimètres. Il est vrai que la distance qui sépare deux corps placés latéralement se compose non seulement de cette épaisseur de 3 à 4 décimètres, mais encore de toute celle que le corps n'occupe pas, car la fosse de 8 décimètres de largeur, est trop grande pour lui qui, en moyenne, n'a que $0^{m},50$, dans sa plus forte dimension ; cette épaisseur est donc en réalité de $0^{m},50$ à $0^{m},60$ mais, comme elle est partagée par le corps voisin, puisqu'il y a ici une espèce de mur mitoyen, la tranche de terre applicable à chaque corps n'est que de $0^{m},30$ et nous répétons que l'augmentation que nous signalons ne constituerait pas une superfluité.

De même suite les corps pourraient n'être séparés à la tête et aux pieds, où le danger est moindre, que par cette même distance de $0^{m},40$, ce qui reviendrait à formuler ainsi l'article 5 : « Les fosses seront distantes les unes des autres de 4 décimètres en tous sens, et leur largeur propre sera de $0^{m},80$. » Cette rédaction porterait à $0^{m},70$ la distance entre les corps.

Un corps inhumé dans les conditions de l'article 4, se trouve, nous avons dit, recouvert par $1^{m},15$ de terre ; il est aussi séparé des autres corps, d'après l'article 5, nous venons de le voir, à droite et à gauche par un tampon de terre de $0^{m},60$, à la tête et aux pieds par un autre tampon de $0^{m},50$. La putréfaction commencée après le décès, hâtée par le transport, se continue dans la fosse pendant quelque temps avec une intensité croissante, soutirant, absorbant, se nourrissant de l'air ambiant, remplaçant au fur et à mesure les éléments d'oxygène par des gaz carbonés, jusqu'au moment où l'air épuisé, altéré, devenu vénéneux, irrespirable, mortel, le principe animé, cause de la destruction, est à son tour peu à peu détruit ; avec sa faiblesse elle se ralentit, avec sa disparition elle s'arrête. Alors commence la décomposition lente, dont nous parlions tantôt, espèce de combustion des tissus qui quelquefois laisse à la masse organique sa forme primitive ; nous avons constaté ceci plusieurs fois sur des corps qui avaient plus de cinq ans d'inhumation. Ils étaient momifiés. Dans ce cas, très rare du reste, les cadavres sont noirâtres ; si cependant ils gisent dans l'eau, où la putréfaction ne s'est modifiée que sous l'influence de l'asphyxie partielle des ferments, ils sont d'un blanc de craie (1).

En général, il ne reste après cinq ans qu'un résidu brun recouvrant les ossements désarticulés et quelques débris de vêtements de laine ou de soie, les autres étoffes ne résistant pas à l'action du temps et à la morsure des agents chimiques.

Si le sous-sol est modérément humide, ou très perméable, alors il ne reste que des ossements, sans aucun autre vestige, la fermentation putride ayant trouvé dans l'eau l'élément que lui avait refusé l'atmosphère.

Quant aux gaz produits par la désorganisation du cadavre, hydrogène carboné, sulfuré ou phosphoré, acide carbonique, sulfhydrate d'ammoniaque, ou oxyde de carbone, ils sont dénaturés, dévorés, digérés par la terre végétale.

(1) Ces exceptions ne se présentent que dans les endroits secs et peu perméables, ou dans les lieux entièrement noyés.

Leurs efforts combinés ne parviennent pas à traverser une couche de terre de plus de $0^{m},50$, suffisamment compacte, même de bas en haut, car la poussée est surtout ascensionnelle. Le corps se trouve isolé dans une enveloppe, de cette dimension. M. Miquel, météorologiste adjoint à l'Observatoire de Montsouris en 1879, est de beaucoup plus optimiste. « Des recherches précises, dit-il, m'ont prouvé qu'une couche de terre de 10 à 12 centimètres constitue un filtre aussi puissant que ces bourses d'amiante employées pour retenir toutes les poussières de l'air. Aussi doit-on admettre que les gaz venus de la profondeur où gisent les cadavres d'un cimetière sont absolument privés de tout œuf et de tout germe de schizophytes. » Seulement, on remarquera qu il admet que les gaz purgés de germes traversent son mince filtre, ce qui ne saurait plus être pour une épaisseur dix fois plus forte.

M. Shepard, garde du cimetière d'Abntey-Park, cité par M. le Dr Tardieu (1), dit avoir constamment observé, lorsqu'on ouvrait une tombe ancienne, que la terre qui environnait le cercueil offrait dans l'espace de 3 à 4 pieds une couleur plus foncée qu'ailleurs, ce qu'il attribue à la production et au dégagement des gaz. Il pense que ce dégagement de gaz putrides dure pendant douze ou quinze mois, et il a observé qu'il offrait surtout de l'activité pendant les six premiers mois. Il s'est assuré que ce terrain foncé, qui environne les cercueils, offrait une odeur perceptible en-

(1) TARDIEU, *Voiries et Cimetières*, thèse de concours pour le professorat, Paris, 1852.

core, douze ou quinze mois après l'inhumation. — Il y a du vrai dans cette observation, mais il ne faudrait pas la prendre à la lettre. Les dégagements de carbones qui se produisent peuvent ne pas être étrangers à la coloration du sol, mais ce serait une erreur de croire qu'ils en sont les principaux agents ; nous croyons même que leur rôle est très effacé. Ce qui brunit le sol, c'est l'absorption des matières organiques animales ou végétales, on peut s'en rendre compte en comparant ensemble deux terrains de même nature, dont l'un aurait reçu une forte fumure ; la teinte générale de celui-ci se foncerait, malgré que les gaz eussent toute leur liberté d'expansion ; mais cette coloration ne saurait s'étendre dans les fosses à 3 ou 4 pieds, dans l'épaisseur des parois ; à peine si elle atteint un pied dans les terrains d'une perméabilité moyenne et, en tous cas, elle n'est sensible que dans les premières années de l'inhumation ; la cinquième année expirée, le terrain a repris sa couleur ordinaire. Quant à l'odeur que peut répandre la fosse, douze ou quinze mois après l'inhumation, si elle est occasionnellement ouverte, cela n'a rien que de très naturel, puisque le corps est encore en putréfaction ; mais cette odeur s'atténue graduellement du pourri au moisi, pour ne plus être perceptible après quatre ou cinq ans.

Nous sommes descendus plusieurs fois dans des tranchées fraichement creusées et dans lesquelles on inhumait depuis plus de trente ans, jamais une odeur quelconque n'a frappé notre odorat, et l'on sait combien les gaz sulfurés ou alcalins se trahissent facilement.

Des recherches récentes de M. Schutzenberger, professeur au collège de France, corroborent parfaitement ces faits.

« Nous avons puisé, dit-il, dans des conditions variées de température extérieure, depuis 10° jusqu'à 30° de l'air, tant à la surface du cimetière qu'à des profondeurs dans le sol, variant de 40 à 80 centimètres au-dessus de fosses datant de plusieurs années et de fosses récentes Dans aucun cas, l'examen le plus attentif et le plus minutieux n'a pu révéler la moindre trace de gaz délétères. Les prélèvements ont été faits avec toutes les précautions voulues, au moyen d'un aspirateur à eau, terminé par un tube en plomb plongé dans le sol et portant à son extrémité inférieure une boule creuse percée de trous. Après l'enfouissement du tube et de sa boule à la profondeur voulue, on laissait la terre autour et on attendait douze heures au moins afin de laisser aux gaz du sol le temps de se diffuser. L'expérience d'aspiration durait toujours plusieurs heures et était conduite lentement, bulle par bulle. L'hydrogène sulfuré a été recherché en faisant passer l'air à travers une solution acidulée à l'acide acétique d'acétate de plomb ; l'ammoniaque, au moyen d'une solution titrée d'acide sulfurique ; l'oxyde de carbone, au moyen d'une solution de chlorure cuivreux, après absorption de l'acide carbonique et de l'oxygène, ou par combustion eudiométrique. Toutes ces expériences ont donné des résultats complètement négatifs. »

Nous qui avons vécu dans les cimetières de Marseille pendant plus de six ans, nous tenons à déclarer que, malgré que le service des inhumations soit imparfaitement fait par une régie omnipotente, jamais nous n'avons constaté que des émanations fussent sensibles sur la fosse commune.

Dans les cimetières de Paris, Lyon, Avignon, Genève, Milan, Gênes, Rome, etc., que nous avons visités, les conservateurs et inspecteurs sont unanimes à déclarer aussi que les sépultures en pleine terre sont inoffensives et ne dégagent aucune odeur.

D'autre part, M. le docteur O. du Mesnil, médecin de l'asile national de Vincennes, s'est livré à diverses expériences sur l'air respirable des cimetières, à l'aide de divers animaux :

Dans une première expérience, il a parqué quatre lapins et six poulets dans une boite, sur le sol même du cimetière Montparnasse, pendant trois mois. Pendant cette même période, il avait placé dans les mêmes conditions six lapins et six poules à l'École vétérinaire d'Alfort. Les pesées faites, le temps écoulé, à Alfort et à Montparnasse, ont permis de constater que les lapins et les poules d'Alfort avaient gagné 7 grammes et 1 gramme de plus par tête et par mois, que les lapins et les poules de Montparnasse.

Dans la deuxième expérience, M. du Mesnil fit creuser dans la cinquième division dudit cimetière une fosse ayant largeur et longueur $3^{m},50$, profondeur 2 mètres ; il y plaça quatre lapins et six poules sur la couche même du gras de cadavres que l'on rencontre sur ce point du cimetière à cette profondenr. Ces animaux y sont restés un mois sans qu'aucun trouble se soit manifesté dans leur santé ; pendant cette période, les poulets de Montparnasse avaient gagné sur ceux d'Alfort 66 grammes par tête.

Ces premières expériences ayant été faites en 1879, par un été pluvieux, M. du Mesnil pensa qu'elles n'étaient pas assez concluantes, et qu'il y avait lieu de les reprendre pendant l'été de 1880 en plaçant les animaux dans une fosse où ils seraient en contact avec une couche de cadavres à la période active de la décomposition putride. Aucun trouble ne survint dans leur santé, du 20 juillet au 20 novembre; trois jeunes lapins gagnèrent pendant ce temps 1 kilog. 700 environ par tête et trois poules 0 kilog. 040. Dans cette même fosse, deux serins, un pigeon, ont également vécu en bonne santé pendant cet été, et pourtant il se dégageait continuellement de cette fosse creusée dans l'ancien cimetière des hôpitaux où les cadavres étaient agglomérés en masses compactes, les émanations les plus fétides (1).

Enfin, M. le professeur Colin, de l'École vétérinaire d'Alfort, après avoir tué des animaux, lapins, chiens, chats, par des inoculations de virus charbonneux et de liquides septiques, les a enterrés à de faibles profondeurs, de 0m,10 à 0m,30.

Puis, il a parqué des animaux pendant une durée de quatre à quinze jours, sur le sol où ils étaient enfouis. Ces animaux étaient pesés toutes les vingt-quatre heures. Les adultes restaient stationnaires, les jeunes progressaient dans les limites habituelles. Des

(1) Du Mesnil. *Les nouveaux cimetières parisiens* (*Annales d'hygiène*, 1886, 3e série, tome XV, p. 132).

injections faites dans la peau avec de l'eau de lixiviation de ces terres ont été inoffensives.

On peut donc sans crainte s'approcher des modestes croix plantées en terre, pour y lire parfois la naïve expression de la douleur du pauvre, sans être obligé de parfumer son mouchoir, ce qui ne remédie à rien, ou de retenir son haleine, comme ont coutume de le faire certaines personnes délicates, qui craignent à la fois de blesser leur odorat et de compromettre leur santé dans ce voisinage mal famé.

VII

LA FOSSE COMMUNE, ALTÉRATION DE L'EAU

Articles 4 et 5 (suite).

La fosse commune est plus inoffensive encore à l'égard des eaux souterraines qu'à celui de l'air respirable, car dans son sein les gaz toxiques eux-mêmes disparaissent, se perdent, s'ils ne peuvent en sortir; et pourtant, quelles accusations n'a-t-on pas porté contre elle? Qui oserait boire de l'eau provenant d'un puits situé dans un cimetière? à peine se permet-on d'en arroser des fleurs, et encore n'est-ce pas sans répugnance; d'instinct, nous la condamnons, elle doit être empoisonnée, puisqu'elle sourdit dans ce séjour de la tristesse et de la douleur!

Dans diverses localités, on a attribué à l'infiltration de l'eau des cimetières dans les conduites des fontaines des épidémies qui les ont décimées; la loi elle-même a cédé à la contagion de la peur et à l'entraînement du doute en augmentant, le 7 mars 1808, le rayon de servitude, déjà trop grand, du 23 prairial an XII. Autant d'hérésies. Il aurait mieux valu se préoccuper davantage du trou à purin, de la fosse d'aisance, des rebuts de cuisine et des amas d'immondices généralement quelconques, tous foyers de germination rapide et d'émanations subtiles, auxquels l'habitude du contact et de la vue semble enlever leur caractère pernicieux.

A Paris, sur douze échantillons d'eau provenant des cimetières de l'Est, du Nord, de Grenelle, de Vaugirard, du Sud et d'Ivry, l'analyse à laquelle s'est livré M A. Carnot, professeur à l'École des Mines, montra que ces eaux renfermaient généralement une forte proportion de sels minéraux en dissolution, et que ces sels se composaient principalement de sulfate ou de carbonate de chaux, avec un peu de sels de magnésie et de chlorures alcalins. Quant aux matières organiques, on put constater qu'elles n'existaient qu'à l'état de simples indices, soit qu'on les cherchât dans le dépôt formé au bout de quelques jours dans les bouteilles, soit qu'on examinât l'eau après filtration. On constata, en outre, qu'ils ne renfermaient pas une proportion appréciable d'ammoniaque ou de sels ammoniacaux, mais qu'elles contenaient, au contraire, des azotates en certaine quantité.

Guérard (1) s'exprime ainsi à ce sujet : « Disons quelques mots d'une disposition qui a été signalée plusieurs fois comme pouvant exercer une influence fâcheuse sur la santé ; il s'agit de la filtration à travers les cimetières des eaux destinées à des usages domestiques. — Nous n'avons pas de données précises sur

(1) GUÉRARD. *Les inhumations et les exhumations sous le rapport de l'hygiène*. Paris, 1838.

la valeur de ces reproches, mais le fait suivant prouvera que cette filtration peut produire de bons effets. Dans une visite que nous fîmes, il y a quelques mois, au cimetière de l'Ouest avec mes collègues du Conseil de salubrité, nous fûmes curieux de savoir si l'eau du puits creusé au milieu du terrain avait quelques propriétés particulières que l'on pùt attribuer à son entourage. Nous apprîmes, qu'au lieu d'être crue, comme la nature du sol calcaire le fait supposer, elle dissolvait le savon, cuisait les légumes, etc. Cette eau était d'ailleurs inodore et de bon goût. M. Barruel, qui faisait avec nous partie de la Commission du conseil, jugea aussitôt que, dans sa filtration à travers un terrain imprégné de sels ammoniacaux, le sulfate calcaire qu'elle renfermait avait été décomposé, que par conséquent, cette eau devait contenir des sels à base d'ammoniaque. — Nous emportâmes, chacun de notre côté, un échantillon du liquide; l'analyse en fut faite et confirma l'induction de notre savant collègue. »

Les expériences que nous avons réalisées personnellement avec l'eau des puits qui existent dans le cimetière Saint-Pierre, à Marseille, carré 19, carré 15, carré 5, carré 1 *ter*, etc., nous ont fait trouver des traces notables de matières organiques en suspension, mais il faut considérer que ces puits étant depuis longtemps abandonnés, il n'est pas étonnant que des matières d'origines diverses, soit des feuilles ou des racines, s'y fussent accumulées et oxydées. L'eau de ces puits, très limpide, du reste, était inodore et de saveur agréable, et n'a jamais causé aucun dommage aux ouvriers qui en ont bu.

Le mémoire présenté par le conseil de salubrité du département du Nord, en 1859, signé Lefort, concernant l'eau des puits qui sont adossés au mur d'enceinte du cimetière de Zeegers-Cappel, conclut de la même manière.

Autre exemple : Le 25 novembre 1865, le préfet de la Gironde chargea le Conseil d'hygiène de son département, composé de MM. Clémenceau, Gellié, Martin-Barbet, Petit, Laffitte et Faure, d'analyser et déterminer la nature des eaux de drainage du cimetière des catholiques de Bordeaux, lesquelles avaient été visées par un arrêté municipal et accusées d'infecter le ruisseau de la Devèze, qui se trouve en aval du boulevard du cimetière.

« Ces eaux, dit le rapport de la Commission, sont transparentes de couleur jaune, légèrement verdâtres; elles ont une odeur terreuse, la saveur est fade, nauséeuse; mais rien ne rappelle l'odeur de la matière animale en putréfaction.

« L'ébullition amenait un précipité abondant de chaux ; les solutions minérales les plus sensibles pour signaler la présence du soufre, du phosphore, etc., n'ont donné que des résultats négatifs. Du linge blanc a été placé dans une grande capsule en porcelaine, remplie de l'eau du drainage des caveaux ; il est resté vingt-quatre heures en macération dans cette eau, puis on l'a étendu sur des cordes pour le faire sécher. Avant, pendant et après son séchage, ce linge n'a répandu aucune odeur qui rappelât l'odeur cadavéreuse.

« De ces diverses opérations, nous avons cru devoir

conclure qu'au point de vue chimique, les eaux provenant du drainage du cimetière paraissent assez pures et exemptes de matières animales pour que leur introduction dans l'eau du ruisseau de la Devèze ne puisse compromettre la salubrité publique. »

Il nous paraît que ce conseil d'hygiène aurait dû, pour plus de garantie, comparer l'eau de ce drainage avec celle des puits voisins ; il se serait ainsi convaincu que l'eau était partout de même nature dans les mêmes lieux : peut-être même qu'elles étaient insuffisamment captées pour être absolument attribuées à l'écoulement du cimetière de Bordeaux.

Quoique les conclusions précédentes soient favorables au but que nous poursuivons, nous nions que la couleur verdâtre et la saveur nauséeuse soient propres aux eaux de drainage dudit cimetière.

Pendant vingt ans, nous avons vu les eaux de drainage de la grande nécropole de Saint-Pierre, à Marseille, se jeter limpides et cristallines dans le cours du Jarret, au dessus du pont de ce nom ; le goût ni l'odorat n'en étaient froissés, leur couleur était naturelle, et elles donnaient à peine des traces de minéralisation à l'analyse.

C'est là un exemple à citer.

Voici un argument décisif (1), antérieur à la création du cimetière Saint-Georges à Genève, tiré du rapport de M. Brun, président de la société de pharmacie, directeur du jardin botanique, du 25 février 1876 :

« A la suite des craintes exprimées au Grand Conseil sur la salubrité des eaux de vos cimetières, je suis

(1) *Mémorial des séances du Conseil municipal de Genève.*

allé prendre des eaux pour les analyser. La température, depuis plusieurs jours, s'était considérablement radoucie et l'eau souterraine de ces terrains s'écoulait normalement.

« *A*. — L'eau prise à la pompe la plus centrale dans l'intérieur du cimetière de Plain-Palais, était limpide, sans odeur et bonne à boire. J'ai appris que l'été les personnes qui vont arroser les fleurs sur les tombes, boivent souvent de cette eau. Le puits qu'alimente cette pompe est tout entouré de tombes anciennes et nouvelles. L'analyse chimique et l'examen microscopique de cette eau n'ont dénoté aucune substance nuisible ni aucune trace de spores végétales ni de ferments.

« *B*. — L'eau d'une autre pompe qui touche le mur du cimetière vers la salle d'attente était également limpide et bonne à boire. Les employés du cimetière et les gens du voisinage ont bu, sans inconvénient, cette eau pendant bien des années.

« *C*. — Au cimetière de Chatelaine, j'ai pris l'eau de la pompe qui est dans l'intérieur ; cette eau provient d'un drainage qui *passe sous les fosses*. Elle était limpide, sans odeur et bonne à boire.

« L'investigation chimique et microscopique à laquelle je l'ai soumise n'a pas présenté la moindre trace de substance nuisible à la santé, et notamment pas de trace de ferment organique, bien que l'eau du cimetière semble être stagnante à de certains endroits.

« *D*. — En contre-bas du cimetière, il y a une pompe à trente pas de la maison d'entrée.

« Si les eaux souterraines de ce cimetière s'écoulent suivant la pente, elles doivent arriver vers cet endroit ;

la concierge m'a dit : « Voilà vingt-six ans que je ne bois d'autres eaux que celles des cimetières de Chatelaine et de Plainpalais ; je n'ai jamais observé qu'elles fussent nuisibles et je me porte bien. »

Autre preuve : M. Fleck, directeur du Laboratoire d'hygiène de Dresde, après avoir observé vingt et un échantillons d'eau pris dans les différents cimetières de cette localité, déclare, que les résultats de ces analyses prouvent que la décomposition des cadavres se fait si lentement, qu'une fosse d'aisance ou même un canal mal construit fournissent dans l'espace d'une année plus de matière organique à l'eau du sous-sol que le cimetière le plus saturé. Ces eaux, ajoute-t-il, sont chargées en nitrates, chlorures, sulfates, etc., lesquels sont les produits du dernier degré d'oxydation des matières animales et n'ont plus *aucune influence pernicieuse.*

Enfin le dernier coup est porté à l'antique légende de l'empoisonnement des eaux par les cimetières, par le savant ingénieur M. Belgrand, qui, à propos des eaux d'égout de Paris, s'écrie :

« On dit que le feu purifie tout ; et en effet, il n'y a pas de matière organique, si impure et malsaine que le feu ne transforme, avec le concours de l'oxygène, en acide carbonique, eau et azote, composés minéraux absolument inoffensifs.

« Eh bien ! dans l'intérieur du sol se passe un phénomène de même ordre, non plus violent et visible comme le feu, mais lent, sans aucun signe extérieur ; ce n'est pas moins une combustion, qui réduit toute impureté organique en acide carbonique, eau et azote ;

il lui arrive même d'être plus parfaite que la combustion vive et d'oxyder, de brûler l'azote, ce que le feu ne sait pas faire. »

« On est appelé à comparer, dit M. A. Carnot, déjà cité, ce qui se passe pour les eaux des cimetières, aux faits qui ont été observés à Gennevilliers, où des eaux d'égout, très chargées de matières organiques s'épurent si complètement en traversant une suffisante épaisseur de terre, qu'elles se dépouillent de la totalité de ces matières. Dans l'un et l'autre cas, les substances organiques ou ammoniacales, en filtrant au travers d'une couche de terre assez épaisse et assez aérée, sont entièrement oxydées et transformées en nitrates, qui seuls se trouvent dans les eaux de puits et de source. »

Cette opinion est aussi celle de M. Bouchardat, professeur à l'École de médecine de Paris, qui estime que la masse de terre que l'eau a à parcourir, pour aller d'une fosse à une autre, lui parait suffire pour la filtrer et la priver de matières organiques.

Ces observations sont de nature à rassurer sur la prétendue nocuité des eaux qui sortent des cimetières. Cependant la transformation des parties organiques des corps en sels minéraux et particulièrement en nitrates et carbonates, serait sans doute facilitée et accélérée, si l'on donnait au sol plus de perméabilité par un drainage profond préparé à l'avance au-dessous des tombes, et peut-être davantage encore si, par des arrosages fréquents, on y rendait plus actif le renouvellement de l'air.

VIII

LA FOSSE COMMUNE, SATURATION DE LA TERRE

Article 6.

Il nous reste à examiner si une période de cinq ans est suffisante pour faire disparaître les matières organiques contenues dans les cadavres, et si l'on peut indéfiniment inhumer dans le même endroit en observant les mesures prescrites par la loi; en d'autres termes nous avons à traiter de la « saturation de la terre. »

Lorsqu'un terrain refuse de s'incorporer les tissus humains qu'on lui confie, que ceux-ci après plusieurs années de séjour dans les fosses demeurent intacts, comme dans les exemples pris dans les cimetières anglais au chapitre 2, on déclare que le cimetière est saturé, que le gras de cadavre le rend désormais impropre à son affectation. Le gras de cadavre ou adipocire est une matière brune, douce au toucher, formée par la neutralisation des matières organiques; c'est la conséquence d'inhumations mal pratiquées, c'est-à-dire de la superposition des cadavres dans un milieu incapable de se les assimiler. Il ne se produit donc que dans des conditions anormales, et nous ne le signalons que pour en dénoncer l'existence dans quelques circonstances spéciales et en faire connaître l'origine.

L'adipocire, qui se transforme rapidement en humus au contact de l'air, est l'indice de la saturation du sol, parce que là où il s'est formé en grande quantité il ne disparaît qu'après une longue suite d'années : dans ce cas qui aujourd'hui n'a plus guère de chance de se représenter, il ne reste plus qu'à déplacer le cimetière et à prendre des mesures d'assainissement. « L'adipocire, dit M. Chevreul, l'éminent doyen des chimistes, n'est qu'un espèce de savon animal formé d'un peu d'ammoniaque, de potasse et de chaux combinés avec beaucoup d'acide margarique un peu d'acide oléique, etc... Il est le résultat de l'action de la graisse sur l'ammoniaque fourni par la décomposition de l'albumine, tandis que la potasse et la chaux proviennent des substances salino-terreuses au milieu desquelles le cadavre est placé ».

La crainte de la formation du gras de cadavres est la cause qu'on laisse les corps de dix-huit à vingt-cinq ans dans la terre en Allemagne, et de dix à quinze ans en Italie. Selon Tardieu, Gmelin fixe à trente-cinq ans le temps nécessaire pour la destruction d'un cadavre enterré, Wildberg à trente ans, Franck à vingt-cinq ans, Walker à sept ans, Eyler à quatorze ans, Tagg, propriétaire d'un cimetière à Londres, à douze ans. Maret dit qu'il faut trois ans dans uue fosse de quatre à cinq pieds; Orfila a trouvé des cadavres déjà presque réduits à l'état de squelettes au bout de quatorze à seize mois, même enfermés dans des bières.

Entre trente-cinq ans et trois ans, le désaccord est grand et il y a place pour une appréciation plus raisonnable. Nous avons été à même de vérifier, soit par les fosses communes, soit par les fosses particulières, que l'opinion des premiers a dû être faussée par des données inexactes; le dernier, Orfila, se trompe, car si après quatorze et seize mois il est vrai que les cadavres sont vidés, c'est-à-dire ont laissé s'épancher les liquides qu'ils contenaient, si les muscles, la graisse, les principaux organes n'existent plus que sous la forme d'une masse plus ou moins grise, il est vrai aussi que les corps, après si peu de temps d'inhumation, ne peuvent se trouver à l'état de squelettes que dans des terrains éminemment alcalins, tels que ceux de l'ancien Campo Santo de Pise, et même dans ces conditions demeure-t-il dans le cercueil, gisant au milieu des côtes encore enchâssées dans les vertèbres, dans la boîte crânienne, etc., une substance spongieuse qui demande de longs mois pour disparaître. Ce ne sont là que des apparences de squelettes. L'appréciation de Maret est elle-même trop optimiste, quoique se rapprochant davantage de la vérité.

La pratique démontre que le délai effectif, à une profondeur moyenne des corps, est de cinq ans; nous avons dit cependant (Chap. VI, p. 143) que l'on trouvait quelquefois après ce laps de temps d'inhumation, dans la fosse, des corps qui s'étaient momifiés, et nous avons décrit les circonstances spéciales dans lesquelles ces faits se produisaient; mais nous savons aussi que, hors ces cas particuliers, les corps sont complètement consumés après ce nombre d'années de stationnement. D'ailleurs les corps momifiés peuvent rester un temps indéfini, mais toujours très long, dans cet état, et nous ne pouvons tenir compte de cette exception dans la fixation du temps uniforme qui nous intéresse.

Nous sommes certains que cinq années suffisent aussi pour dissiper toute crainte de formation partielle d'adipocire ; dans l'exercice de notre profession nous en avons recueilli des preuves concluantes par l'examen minutieux des fosses en renouvellement, mais nous sommes heureux de pouvoir invoquer à ce sujet un témoignage dont l'autorité ne saurait être contestée, celui de M. Schutzenberger, auquel nous empruntons encore un passage de son savant rapport à la ville de Paris : « Pour savoir si la terre des cimetières se sature, au bout d'un certain temps d'usage, de matières susceptibles de la rendre impropre à la disparition ultérieure de nouveaux cadavres, dit-il, nous avons prélevé au cimetière d'Ivry de la terre prise dans une fosse commune ayant servi deux fois ; on a pris trois échantillons : le premier de terre vierge, n'ayant jamais servi aux inhumations, le second immédiatement au dessus de la couche des cercueils, le troisième immédiatement au-dessous de la couche des cercueils. La terre en question est jaune, de nature argilo-sablonneuse, avec un peu de calcaire. Elle est perméable à l'eau et à l'air et peut être considérée comme moyenne au point de vue de la perméabilité et de l'accès de l'air. Dans ces échantillons de terre nos 1, 2 et 3, nous avons dosé la matière organique, en déterminant par combustion le carbone, l'hydrogène et l'azote, ce dernier étant tant à l'état de composé organique qu'à l'état de nitrate. Les résultats de l'analyse ont été pour 100 grammes de terre, savoir :

Pour le n° 1,	carbone.............	0gr82
—	hydrogène..........	0 32
—	azote...............	0 01
Pour le n° 2,	carbone.............	1gr67
—	hydrogène..........	0 47
—	azote...............	0 14
Pour le n° 3,	carbone.............	1gr24
—	hydrogène..........	0 33
—	azote	0 16

« La petite quantité de matière organique contenue dans la terre des fosses communes établit nettement que la combustion est complète après cinq ans, dans une terre moyennement perméable à l'air, et par conséquent il n'y a pas lieu de s'arrêter à l'idée d'une saturation de la terre par les matières organiques. »

Ainsi tombe devant les investigations de la science cette doctrine surannée qui tendait à montrer que le sol s'*engraissait* rapidement dans les cimetières Son apparence, du reste, est la même que celle de n'importe quel jardin, et nous avons observé que, selon la nature des arbustes que l'on veut faire pousser pour décorer les sépultures, on est obligé d'entourer ceux-ci de terreau, c'est-à-dire d'une terre qui contient une forte proportion de fumier consumé, rendu plus assimilable aux végétaux par un commencement de digestion; cette opération serait inutile si le sol des cimetières était suffisamment riche en azote et en phosphore, s'il demeurait gorgé, selon l'expression réaliste généralement employée, des débris, provenant de la décomposition des corps.

C'est là d'ailleurs une opinion insoutenable théoriquement, attendu que la terre, toujours en travail, dévore continuellement les aliments qu'elle a dans son sein, de la même manière que le ferait un estomac gigantesque, en affaiblissant chaque jour la richesse, jusqu'au moment où ceux-ci ayant disparu, elle se nourrit de ses propres sels, vit sur elle-même, s'amaigrit et enfin réclame d'être amendée pour redevenir productive.

Pour que la terre soit donc sans action sur le produit de la décomposition des matières organiques, il faut que ce produit lui-même se soit modifié, soit devenu insoluble, indestructible ou tout au moins capable de résister un temps très long à l'oxydation; c'est précisément le cas du gras de cadavre dont nous avons parlé et dont, en l'état de nos lois et règlements, on ne constate la formation que dans quelques rares circonstances et dans de faibles proportions.

IX

LA FOSSE COMMUNE, REPRISE DE LA FOSSE COMMUNE

Il résulte des démonstrations contenues dans les chapitres 6, 7, et 8, que le champ commun n'offre aucun danger pour la salubrité publique et nous pouvons terminer cette partie de notre travail par cette réflexion satisfaisante, que si jamais les morts tuent les vivants, ce n'est pas la dépouille des misérables qu'il faut accuser ; rendue à la terre sa mère, prise, dénaturée, dévorée, digérée, purifiée par elle, bientôt divisée à l'infini, elle constitue de nouveau des molécules libres, prêtes à rentrer dans des combinaisons diverses, à redevenir les facteurs purs de nouvelles créations, à retourner dans la circulation éternelle de la vie.

Mais, s'il est vrai que l'inhumation ne peut être une cause d'altération ni pour l'air ni pour l'eau, ni pour la terre elle-même, nous allions ajouter, ni pour le feu, ce qui aurait groupé les quatre éléments des anciens, il est pourtant nécessaire de se mettre en garde contre un danger : celui d'exposer trop longtemps à l'air libre, lors du renouvellement des sépultures, les terres ramenées du fond de la tranchée.

De prime abord, on croira à une exagération, tant la chose paraît anodine : en quoi une fosse saine, dont on s'est évertué, par des arguments tirés de la pratique et de la théorie à établir la parfaite salubrité, peut-elle tout-à-coup devenir malfaisante après cinq ans, à l'époque de sa reprise alors que son œuvre est momentanément terminée, que ses facultés dévorantes lui ont pour ainsi dire refait une virginité, que conséquemment elle doit être dans les conditions voulues pour recevoir une nouvelle proie ; comment cette terre, qui a repris sa constitution première, qui ne s'est ni ameublée, ni amendée pendant sa longue période de repos apparent, comment peut-elle présenter un danger parce qu'elle est déplacée, parce que du sous-sol elle passe sur le sol ? Il semble difficile de concilier ceci avec cela, la pureté et l'impureté, la salubrité et l'insalubrité.

C'est qu'un agent nouveau, générateur suprême, est intervenu. Sur cette terre arrachée aux ténèbres de la tranchée, depuis cinq ans privée de lumière et qui pendant ces longues nuits a brûlé des cadavres, sur cette terre qui détient des parcelles microscopiques de matières neutralisées qui seraient demeurées inertes dans les profondeurs de la fosse, le soleil jette à cette heure ses chauds rayons, il décompose, désagrège, transforme, anime et fait germer cet humus qu'il a pour mission de féconder et qu'il change bientôt en un immense foyer de bactéries.

En parlant de la viciation de l'air par la fosse commune, nous ne nous sommes occupés que des gaz toxiques; nous devons maintenant prendre souci des animalcules et des moisissures qui menacent de peupler l'air outre mesure.

M. P. Miquel prétend que les bacilles, micrococus et bactériums, tenus en suspension dans l'atmosphère du cimetière de Montparnasse sont de même nature et à peu près en même nombre que ceux trouvés dans l'atmosphère du parc de Montsouris, notoirement sain. M. Miquel, dont la compétence est reconnue, s'est livré à des expériences si exactes à l'aide de la méthode aéroscopique et de celle des ensemencements, que le doute ne saurait exister sur ce point.

Il nous est très agréable de recueillir le résultat de ces études aussi intéressantes que délicates, et nous retenons la constatation du savant météorologiste qui consacre la pureté relative de l'air des cimetières ; elle corrobore nos dires relativement à la salubrité du sous-sol, du sol et de la surface du sol de la fosse commune, et apporte un précieux concours au présent examen.

Donc, les microbes qui flottent, poussière impalpable, dans l'atmosphère du cimetière de Montparnasse comme dans celle du parc de Montsouris, n'ont pas un caractère infectieux et il n'est pas prouvé que ces mêmes microbes puissent devenir redoutables dans un cimetière mal tenu où leur nombre s'accroîtrait dans de grandes proportions ; ce ne serait pas par là que lesdits cimetières pourraient devenir nuisibles.

Eh bien! malgré la valeur de l'argument, nous avouons que nous ne serions pas tranquilles sur les suites que pourrait avoir pour la santé publique la multiplication indéfinie des germes animés ou des poussières cryptogamiques, et, s'il est vrai que sous leurs diverses formes, ces inflniments petits sont inoffensifs, ingérés à petite dose, il n'est pas prouvé non plus que les bactéries produites par nuées et portées dans l'économie par la respiration, n'y causent aucune altération, n'y produisent aucun désordre, étant donné que beaucoup de nos maladies épidémiques sont occasionnées par la pullulation et le développement anormal de germes et de ferments presque inssaisissables, et qu'il est difficile, sinon impossible de déterminer toutes les influences sous lesquelles ceux-ci et ceux-là peuvent modifier leur nature. C'est pourquoi nous croyons qu'il serait prudent, en l'état inquiétant de la question, de prendre toutes les mesures conservatrices de la santé publique, au risque d'en prendre de superflues.

Pour dissiper toute appréhension, il faudrait tout d'abord ne creuser les tranchées qu'au fur et à mesure des besoins (1), et ensuite fixer au sol toute germina-

(1) A Marseille, il y en a quelquefois jusqu'à vingt de creusées d'avance, alors que deux ou trois suffiraient. En effet, le nombre de décès quotidiens, y étant d'environ trente-et-un et la longueur moyenne des cercueils, ne dépassant pas 1m25 ainsi que nous l'établirons au chapitre 10, l'étendue de tranchée nécessaire journellement n'est que de 38m75 ; or lesdites tranchées ayant un développement moyen de 73 mètres, les besoins du monopole des inhumations ne réclament guère plus d'une demi-tranchée par jour. Pour parer à toutes éventualités, telles que catastrophes, mortalité anormale soudaine, etc., nous concédons la tranchée entière, soit la place nécessaire pour 58 corps au lieu de 31.

Il faut se rappeler que les corps ne devant être enterrés que vingt-quatre heures après leur décès, en cas d'événement imprévu on aurait le temps de creuser une ou plusieurs nouvelles tranchées, un ouvrier pouvant en faire 6 ou 7 mètres par journée de dix heures. Dans la saison des pluies, lesquelles sont un obstacle aux terrassements, ou en période épidémique on pourrait

tion par des arrosages fréquents. Il serait même très utile d'étendre ce dernier procédé aux fosses nouvellement comblées, et de gazonner celles-ci comme nous l'avons dit plus haut.

L'arrosage à grande eau de la fosse commune, pour toutes les raisons déjà données, s'impose donc tout autant que le drainage.

tolérer trois ou quatre tranchées ouvertes, soit le nombre nécessaire à l'ensevelissement de près de 300 cercueils ; si les pluies coïncidaient avec une maladie contagieuse on en doublerait le nombre. Malgré toute la latitude que nous laissons pour les époques les plus douloureuses on en aurait jamais plus de huit, tandis qu'en temps ordinaire, comme nous le disions au début, nous en avons de dix-huit à vingt. Ces 1400 mètres de tranchées, qui sillonnent les carrés, créent à tous pas de véritables précipices ou des barrières infranchissables ; pendant de longs mois la terre des fosses communes séjourne au soleil et à la pluie, recouvre les tombes avoisinantes, les petits jardins, soigneusement tenus, les vases de fleurs, les mausolées blancs. La famille ne peut plus aller s'agenouiller sur la sépulture du défunt regretté !

Cette avance de tranchées est très avantageuse à la Régie des Inhumations et Pompes funèbres, qui avec un personnel relativement restreint peut ainsi suffire aux exigences du service, même en cas de surprise, sans être obligée de faire des dépenses supplémentaires.

X

LA FOSSE COMMUNE, INHUMATIONS EN TRANCHÉES, OSSUAIRES

Dans la pratique, les articles 4 et 5 du décret de prairial ne sont pas exactement observés ; pour ne pas occuper des surfaces trop considérables, on a substitué, à peu près partout, l'inhumation en tranchées à l'inhumation en fosses séparées.

Dans l'inhumation en tranchées, les cercueils sont juxtaposés côte à côte ou tête et pieds, sans solution de continuité. A Marseille, c'est cette dernière manière qui a été adoptée ; les cercueils, grands ou petits, sont déposés l'un à la suite de l'autre, et non pas l'un à côté de l'autre ; les tranchées ont 0^m,60 de large ; elles sont séparées entre elles par une épaisseur de terre de 0^m,50, ce qui donne 1^m,10 d'axe en axe.

Le système en usage à Paris (1), celui des tranchées avec cercueils juxtaposés côte à côte et tête-bêche est

(1) Paris et Marseille nous serviront souvent de termes de comparaison, parce que, c'est dans ces deux villes que l'on trouve appliquées les pratiques les plus ingénieuses concernant l'inhumation en pleine terre, ou dans les tombeaux de famille.

Nous ne nous occuperons pas de l'inhumation en case de Barcelone, de Gênes ou de Rome, parce que nous l'assimilons à la mise au dépositoire.

plus avantageux, en ce sens qu'il donne plus de dégagement dans les fosses communes, en créant des sentiers de 0m,50 de largeur de chaque côté, à la tête et au pied des tombes, plus praticables que ceux placés sur les flancs de celles-ci, à cause de l'éboulement des terres relevées en double talus sur les tranchées étroites; il est aussi plus économique.

En revanche, le procédé employé à Marseille est préférable en ce qu'il est plus sain ; en effet, les corps, ne s'y touchent que par les parties qui contiennent la masse la moins forte de matières putrescibles, c'est-à-dire par la tête et par les pieds, et encore ce contact est-il unique; dessus, dessous, à droite et à gauche le corps est pris entre quatre murs de terre.

Avec le système parisien on réunit en un même endroit les parties les plus fermentescibles des cadavres, le thorax, l'abdomen, les muscles charnus, et cela sur une longue étendue Les pieds et les têtes sont au bord des sentiers Il y aurait lieu de se méfier de cette disposition, car il ne faut pas oublier que le plus grand effort des gaz enfermés est ascensionnel; c'est-à-dire se produit de bas en haut et, malgré le résultat favorable des études que nous avons exposées, il n'y aurait rien d'étonnant à ce que dans les premiers temps de l'inhumation, les terres ne cédassent sous la poussée des masses gazeuses et fussent partiellement traversées par des émanations à la fois toxiques et miasmatiques. Rappelons-nous la théorie de Maret sur la force rayonnante des gaz (chap. VI) et faisons notre profit de la déclaration suivante du docteur Tardieu (1) :

(1) Tardieu, *Voiries et Cimetières*, page 192.

« Il est des circonstances où le sol finit par retenir tous les produits volatils de la putréfaction ; c'est par exemple lorsque les corps entassés dans une fosse commune sont hors de proportion avec le sol qui les environne. »

Ce serait beaucoup dire que d'affirmer que cette proportion a été sagement déterminée par l'administration municipale de Paris.

Quant à la surface des terrains occupés, elle diffère sensiblement dans les deux modes de sépulture.

En effet, avec la méthode de Marseille, en estimant à 10.000 le nombre des cercueils qui vont dans la fosse commune, nous pouvons compter :

3000	cercueils	de	2 mètres	de	longueur
3000	—	—	1 75	—	—
1400	—	—	1 50	—	—
1000	—	—	1 25	—	—
500	—	—	1 »	—	—
1000	—	—	0 75	—	—
100	—	—	0 50	—	—

dont la moyenne est de 1 mètre 25 de long.

La largeur des tranchées, passage compris, étant de $1^{m},10$, ce cercueil occuperait donc $1^{m},375$ carrés de surface, soit pour dix mille cercueils 13,750 mètres carrés. Le rapport du Conseil central de salubrité des Bouches-du-Rhône de 1851, admet que $1^{m},50$ carrés de terrain suffit pour une inhumation en tranchée ; la docte assemblée devait avoir pris des moyennes qui se rapprochaient des nôtres, car cette surface de $1^{m},50$, se rapporte exactement à des tranchées ayant une largeur de $1^m,20$ d'axe en axe, largeur qui est plus conforme que l'autre à l'esprit des articles 4 et 5 inobservés.

Avec le type accepté par Paris, on est obligé de remplir les espaces libres provenant de l'inégalité de longueur des cercueils d'adultes avec des cercueils d'enfants, ou, ce qui est plus convenable, de créer deux catégories de tranchées, celles de 2 mètres de largeur dans lesquelles on dépose les cercueils ayant plus de $1^m,25$, et les tranchées de $1^m,25$ de largeur, dans lesquelles on dépose les cercueils ayant $1^m,25$ de longueur et au-dessous ; nous ne nous occuperons que de la deuxième combinaison, la plus facile à discuter, et nous compterons selon la proportion précédemment employée :

7,400 cercueils de 2 mètres, plus $0^m,50$ de passage, et 2,600 cercueils de $1^m,25$, plus $0^m,50$ de passage ; ce qui nous donne pour moyenne $2^m,125$ de long.

Chaque cercueil ayant environ $0^m,55$ de largeur maximum, un seul cercueil demanderait une surface de $1^m,1687$ carrés, soit pour 10,000 cercueils 11,687 mètres carrés.

Économie en faveur du système de Paris : 2,063 mètres carrés, soit pour Marseille les deux tiers d'un carré ordinaire, annuellement, et pour cinq ans à peu près 1 hectare et demi, en y comprenant les allées de service ; mais nous prétendons qu'il vaut mieux s'en tenir au système marseillais quoique plus cher, le système parisien s'éloignant par trop de la lettre et de l'esprit du décret spécial.

Nous ajoutons même qu'en présence de la dérogation à la loi introduite par l'usage des tranchées, les articles 4 et 5 du décret du 23 prairial devraient être amendés ainsi qu'il suit : « Les corps seront inhumés en tranchées, et placés à la suite les uns des autres, tête et pieds; la profondeur des tranchées sera de $1^m,75$, leur largeur d'axe en axe de $1^m,20$. »

Il est bon d'être avare des deniers des contribuables, mais nous croyons qu'il vaut encore mieux ménager leur santé que leur bourse, et nous trouvons au moins hardie la manière de faire de la capitale en matière de fosse commune.

Ossuaires. — Lors du renouvellement des tranchées, après la période quinquennaire légale, dans plusieurs villes on recueille les ossements et on les porte en un endroit réservé : puisard, fosse, caveau, etc.

A Marseille, on se contente de les laisser sur place dans un trou de peu de profondeur, creusé au-dessous du plafond de la tranchée; l'habitude n'est pas mauvaise, c'est un commencement de drainage. Mais avant d'opérer de cette manière, il serait nécessaire de séparer les débris de vêtements d'avec les restes humains, et de porter les premiers dans une tranchée particulière pour qu'ils y soient consommés, afin de ne pas accumuler au même endroit des éléments capables de diminuer l'action corrosive de la terre.

A Paris, on trouve très peu de trace d'ossuaires en dehors des catacombes. Si l'on en croyait M. Édouard Siébecker (1), « chaque fois que la ville ayant repris

(1) *Le Petit Marseillais*, n° du 25 septembre 1887.

des concessions temporaires ou bouleversé le terrain des fosses communes fait enlever les ossements, elle remet ceux-ci à des industriels qui les revendent à des fabricants de noir de fumée. »

Nous en demandons pardon à l'écrivain distingué qui a écrit ces lignes, mais nous croyons que sa bonne foi a été surprise; quelque blasé que l'on soit dans cet ordre de choses, on se fait difficilement chez nous à l'idée d'un pareil commerce.

Raffiner son sucre ou clarifier son vinaigre avec la poussière de ses pères est d'un réalisme que nous n'avons pas encore atteint; jusqu'à présent des Anglais seuls l'ont osé. Il faut donc leur laisser le mérite de cette initiative; elle est dans leur génie national.

XI

DU TOMBEAU

Sa création. — L'arrêt du parlement de Paris du 21 mai 1765, article 15, dit que « les fosses particulières ne seront concédées qu'au pourtour intérieur des murailles de chaque cimetière, dans lequel un espace de 8 pieds sera réservé à cet effet » Il n'est pas question de caveaux maçonnés; on ne semble pas soupçonner qu'ils peuvent un jour se construire hors de l'enceinte des églises.

Nous avons vu dans la déclaration royale du 17 mars 1776, que le monarque avait eu souci, articles 2, 3, 4, 5 des concessions de terrain et de la construction des caveaux non étanches, dans l'intérieur des églises et dans les cimetières. Il y est dit :

« Que les caveaux auront 72 pieds carrés en dedans d'œuvre, et ne pourra l'inhumation être faite qu'à 6 pieds en terre au-dessous du sol intérieur. La dimension desdits caveaux doit augmenter en proportion des branches de famille qui se créent, celle de

72 pieds requise ne devant être imputée que pour une seule (1). »

Et plus loin :

« Ceux qui ont droit d'être enterrés dans les églises paroissiales, autres que les privilégiés, pourront choisir dans les cimetières des paroisses un lieu séparé où ils pourront construire un caveau ou monument, pourvu néanmoins que ledit terrain ne soit pas clos et fermé. »

Par l'article 10 de l'arrêté de prairial, autorisation est donnée aux communes de concéder des sépultures particulières et de construire des caveaux avec monuments ; par l'article 11, on explique que ce sera à la condition de faire une donation en faveur des pauvres, et il est dit dans l'article 13 que, sur la permission des maires et l'avis des administrateurs des hôpitaux, des monuments pourront être construits pour les bienfaiteurs de ces établissements de charité. Il n'est pas inutile d'observer que dans ce dernier paragraphe il s'agit seulement de monuments commémoratifs, c'est-à-dire de cénotaphes et non plus de concessions ni de caveaux ; les mots y ont une acception déterminée. Ce n'est donc pas une dérogation à l'article 1er, lequel défend les inhumations dans l'enceinte des hôpitaux ; l'article 73 du décret du 30 décembre 1809 confirme l'article 13 du décret de prairial par son mutisme sur cette question spéciale, et c'est tellement là la lettre et l'esprit de la loi que Monseigneur Affre

(1) Soit $7^{m},50$ carrés par branche de famille.

lui-même, qui pouvait avoir intérêt à discuter le sens qu'il fallait attacher au silence gardé par les décrets (1), adopte la concision des termes et reconnaît la justesse des appréciations données en observant la plus grande neutralité.

L'arrêté de prairial qui est si clair et si précis quand il s'agit de la fosse commune, ne croit pas devoir s'occuper des conditions dans lesquelles les caveaux mortuaires doivent être construits. Il est à présumer que l'on ne prévoyait pas, en 1804, l'extension que prendrait ce mode de sépulture. En effet :

En 1804, on plaça dans le cimetière du Père-Lachaise, établi sur l'ancienne propriété dite « la Folie-Regnaud », cent treize pierres tumulaires, provenant sans doute du cimetière des Innocents et autres lieux.

En 1805	on en plaça	14	En 1810	on en plaça	76
— 1806	—	19	— 1811	—	96
— 1807	—	26	— 1812	—	130
— 1808	—	51	— 1813	—	242
— 1809	—	66	— 1814	—	509

En 1815, on en plaça 635, soit 1977 en tout. Vingt ans après, il y en avait 30,000. Il y en a aujourd'hui plus de 100,000 ; seulement toutes les pierres tumulaires ne recouvrent pas des caveaux ; la moitié au moins sont simplement posées sur la terre ou sur un massif de roche, de peu d'épaisseur ; cet accroisse-

(1) AFFRE. *Traité sur l'administration temporelle des Paroisses.*

ment extraordinaire était hors de toute prévision. L'ordonnance du roi du 6 décembre 1843, articles 3, 4, 5, s'occupe des catégories de concessions à établir, des espaces qui doivent les séparer et du droit des concessionnaires en cas de translation des cimetières; des caveaux, pas un mot. La circulaire ministérielle du 8 messidor an XII, qui accompagnait l'envoi aux préfets du décret du 23 prairial, aurait dû régler l'application de l'article 10; elle se borne à recommander de veiller à ce que les tombeaux qui pourront être élevés ne puissent en rien nuire à la circulation de l'air. Cette préoccupation semble avoir dominé toutes les autres dans la rédaction de Chaptal, qui redoute les épidémies annuelles dont les émanations des cimetières sont, à son avis, la cause « la plus influente. »

Un règlement du préfet de police, M. Chabrol, du 11 juin 1828, est le seul document semi-officiel sur la matière que nous possédions en réalité. Il y est dit, articles 8 et 10, que les fouilles nécessaires pour les fondations des monuments et l'établissement des caveaux doivent être exécutées par le jardinier-terrassier-entrepreneur, suivant un tarif spécial, et que pour l'érection d'un tombeau, chaque famille peut faire choix de son entrepreneur, qui sera alors sous la surveillance du conservateur, lesdites familles restant responsables des mouvements qui pourront se produire dans la construction. Ils seront en outre tenus de se conformer aux alignements qui leur seront donnés en vertu des plans et règlements.

Il n'y a donc que des arrêtés locaux qui règlent la

matière; le règlement, d'ailleurs fort incomplet du préfet de police, n'étant qu'un acte isolé d'administration, n'ayant hors Paris aucune autre force que celle que peut constituer un précédent. Ces arrêtés que chaque commune populeuse a cru devoir prendre à son tour, en vertu des article 16 et 17 du décret de prairial, 6 de l'ordonnance du roi du 6 décembre 1843, 97 de la loi sur l'organisation municipale du 5 avril 1884, pour apprendre aux concessionnaires à quels plans et ordres ils devront se conformer pour bâtir sur les terrains concédés, ont le défaut de varier suivant la localité; il eut été préférable, qu'un règlement d'administration publique élaboré en Conseil d'État et imposé aux communes dans un intérêt supérieur de salubrité et d'ordre général eut tranché la question, et uniformisé ce genre particulier d'édifices en ce qui concerne la partie destinée à contenir des matières putriscibles, c'est-à-dire le caveau seulement ; laissant aux intéressés le soin de donner à la superstructure ou partie décorative le caractère qui leur conviendrait.

Physiologie du tombeau. — C'est le tombeau avec ses œuvres d'art, ses motifs de décoration monotones, hardis ou bizarres, ses grands arbres pleins de gazouillis d'oiseaux, que l'on va surtout visiter dans nos cimerières luxueux, et non pas la fosse commune toujours si triste, avec ses croix blanches ou noires, son sol inégal, ses bouquets fanés et ses herbes hautes ; et cependant c'est du tombeau que notre esprit emporte l'impression la plus affligée et la plus profonde.

Ici ou là les fossoyeurs ont ouvert un caveau, de

ce trou béant comme une gueule s'échappe une odeur infecte qui vous prend à la gorge, et là bas, dans le fond les cercueils alignés, noircis, tachés, lamentables, ou les casiers vides semblent attendre ; vous vous éloignez, mais l'image effrayante de ce spectacle vous poursuit. Le tombeau est le plus souvent le cloaque où viennent s'éteindre les dernières vibrations d'une civilisation raffinée, le charnier où, comme autrefois dans les églises, les cadavres pourrissent en tas, et cela parce qu'il y a une lacune dans la loi.

A Paris, les caveaux ordinaires sont très profonds et très étroits, les cercueils, tous doublés de plomb, y sont placés les uns au-dessus des autres, séparés entre eux par des plaques de marbre ou d'ardoise posées sur des rayons et scellées au fur et à mesure des inhumations. Ils s'ouvrent en dessus ce qui nécessite chaque fois, le déplacement des pierres tumulaires.

Les cimetières sont quelquefois drainés sous les allées, mais les tombeaux ne le sont pas; ceux-ci du reste ont des profondeurs très irrégulières entre eux. En général très peu de cimetières ont des drains.

A Toulouse, Lyon, etc., les caveaux ont des étagères intérieures pour recevoir les corps ; à Marseille les caveaux à étagères sont l'exception. Habituellement les cercueils y sont placés par couches, les uns au-dessus des autres sans aucune séparation, les premiers arrivés supportant le poids écrasant des derniers venus et le piétinement des ouvriers ; c'est d'autant plus regrettable que le type de cercueil en usage, le même pour la fosse commune que pour le tombeau, ne dépasse guère une épaisseur de 15^{mm} et que l'on emploie rarement l'enveloppe métallique; de sorte que parfois les corps sont visibles et qu'au bout de quelques années les planches pourries, émiettées, laissent perdre les ossements qu'ils contiennent, lesquels tombent et se mêlent sur l'aire maçonnée.

Division. — Les caveaux funéraires sont de deux espèces :

1° Ceux dans lesquels l'eau n'a pu s'introduire ;

2° Ceux où l'eau a pu pénétrer.

1° Dans les caveaux qui ne contiennent pas d'eau, à proprement parler, il y a souvent des traces d'une humidité due, soit à la fraîcheur des parois, soit à l'écoulement des liquides provenant de la décomposition des corps. Ceux qui ne récèlent que des cercueils doublés de plomb ou de zinc sont moins exposés que les autres à ce dernier inconvénient ; toutefois, lorsque le bois qui soutient les lames de métal est pourri, celles-ci se dessoudent presque toujours sur un point quelconque sous la poussée intérieure des gaz. Alors il y a épanchemeut de gaz et de liquide. D'autres fois ces lames se corrodent par l'oxydation, ce qui est très lent, ou bien elles sont percées par les clous lors de la mise en bière. Ces cercueils résistent pourtant en majeure partie et nous en avons vu d'intacts qui remontaient à une époque reculée.

Dans ces caveaux la putréfaction est assez rapide. A leur ouverture, il se dégage une plus grande quantité d'air méphitique que dans les autres et les microgermes en suspension y sont beaucoup plus nombreux.

Si le caveau est étanche, construit dans un terrain

très-sec et dont la perméabilité facilite l'isolement, la fermentation putride s'arrête lorsque l'oxygène manque et la momification arrive comme dans les terrains trop secs et imperméables de la fosse commune.

2° Les cimetières étant très mal drainés, l'eau pénètre quelquefois dans les caveaux, soit par suite d'un vice de construction, soit par une fissure survenue dans le scellement de la porte ou bouchon.

Ces caveaux noyés sont très désagréables à voir. Les cercueils doublés de plomb demeurent au fond, immergés, mais les autres plus légers sont déplacés, soulevés, et bientôt flottent dans ce petit bassin. A travers les ais, l'eau entre; les parties déjà désorganisées se dissolvent et donnent à cette eau une teinte jaune, puis bistrée. La putréfaction se ralentit, elle ne se fait plus pour ainsi dire qu'à froid ; les corps se lavent, prennent d'abord une apparence plâtreuse, puis s'affaissent et se couvrent d'une épaisse moisissure blanche fine comme un duvet.

A leur ouverture, ces caveaux ne répandent que très peu de gaz toxique. L'air renferme à peine des traces de microgermes.

Dans les caveaux non étanches, où l'eau entre et sort, selon que le niveau extérieur de celle-ci monte ou descend, c'est-à-dire avec intermittence, les corps se détruisent promptement, et les émanations sont médiocres; mais le fond vaseux devient le siège d'une germination active qui, suivant que la période est humide ou sèche, demeure fixée au sol ou se sublime et se répand au dehors, emportée par l'air, en cas d'ouverture.

Il y a lieu de retenir la désinfection partielle de l'air qui se produit naturellement dans les caveaux qui contiennent de l'eau en quantité appréciable ; celle-ci attire à elle les germes de toute nature et les garde. Elle dénature les gaz toxiques ou les absorbe.

M. Miquel assure que les tombeaux humides renferment un air d'un extrême pureté miscroscopique. Il se purifie en effet aux dépens de l'eau ; mais il n'en devient pas respirable pour cela, à cause de l'altération de ses parties constituantes, laquelle est survenue au cours des diverses oxydations premières, et de la perturbation qui s'est produite dans ce milieu gazeux lors de l'entrée de l'eau comme nouveau facteur.

En résumé, les caveaux sont plus ou moins nauséabonds, selon qu'ils contiennent plus ou moins d'eau (1).

Quant à leur degré de nocuité, il est évident qu'il est plus accusé dans les caveaux secs, en raison de la fluidité de l'élément qui détient les germes en suspension, et de la plus grande difficulté qu'il y a à désinfecter une masse presque insaisissable.

ANALYSE DES GAZ ET DE L'EAU. — Après avoir renversé sur le talus, le bouchon de pierre ou la porte de fer qui clot les caveaux funéraires, l'ouvrier recule rapidement de quelques pas pour éviter le flot de gaz lourds et comprimés qui se précipitent du réduit.

Il serait imprudent d'entrer dans un caveau avant que l'air n'ait été renouvelé; on risquerait fort de ne

(1) Une température de 10 à 15°, le contact de l'air et un peu d'humidité favorisent la putréfaction ; lorsque l'humidité est trop grande elle s'y oppose. En effet, les corps plongés dans l'eau, ou enfouis dans un terrain humide tournent au gras, et l'on sait que dans les terres très sèches les cadavres ne se putréfient qu'après un temps considérable. (JULIA DE FONTENELLE.)

pas en sortir vivant. Il faut, au préalable, laisser au trop plein des gaz le temps de s'écouler, ou tout au moins de se raréfier suffisamment, ce qui demande quelques heures. Dans plusieurs grands cimetières on abrège ce délai à l'aide d'un ventilateur mécanique. Il est évident que ces gaz en s'épendant dans l'atmosphère modifient, au moins localement, sa composition, ne serait-ce que par leur toxicité, indépendamment de la fécondité organique dont ils font le voiturage ; certainement ils finissent par se disséminer à l'infini et disparaître dans l'espace, sauf toutefois par un temps calme où quelques-uns, grâce à leur poids spécifique, utilisent tout ce qui peut leur servir de plafond comme retraite, mais au moins pendant un temps toujours trop long ils vicient l'air respirable dans un milieu circonscrit.

Quelle est la composition chimique de ces gaz ?

Julia de Fontenelle déclare que les produits gazeux de la putréfaction sont :

1° Le gaz hydrogène carboné et quelquefois phosphoré ;

2° L'azote ;

3° L'acide hydrosulfurique ;

4° L'ammoniaque ;

5° L'acide carbonique ;

6° L'acétate et le carbonate d'ammoniaque.

L'opinion de Wuller-Lewis (1) est qu'ils ne se composent que d'ammoniaque, d'azote, et d'acide carboné.

Le docteur Brouardel (2) dit que la putréfaction des

(1) Londres, avril 1851.

(2) BROUARDEL. *Projet de création d'un nouveau cimetière à Boulogne-sur-Seine. Annales d'hygiène,* 1886. 3e série, tome XVI, p. 289.

cadavres donne naissance d'abord de l'acide carbonique et à des hydrocarbures inflammables, pendant un ou plusieurs jours selon la température, puis à des gaz non inflammables, constitués par des ammoniaques et de l'acide carbonique.

Pellieux a trouvé dans les gaz des caveaux de Paris, de l'acide carbonique en grande quantité, du carbonate et du sulfhydrate d'ammoniaque.

En résumant les appréciations des savants chimistes ci-dessus, nous trouvons que les gaz toxiques sont en réalité des composés d'ammoniaque, d'acide carbonique, d'acide hydrosulfurique et d'azote, ce dernier mis en liberté par l'absorption de l'oxygène de l'air, tous capables d'amener l'asphyxie en peu d'instants, sinon l'empoisonnement.

En dehors de cette action vénéneuse, ces gaz, nous l'avons dit, servent de locomoteurs à des myriades de corpuscules embryonnaires.

Les méthodes employées pour connaître dans l'air les quantités de germes organiques qui peuvent s'y trouver sont : les ensemencements et l'analyse microscopique ou méthode aéroscopique. Celle-ci consiste à accumuler dans un récipient quelconque la vapeur d'eau qui se trouve dans l'atmosphère et les corps étrangers qu'elle entraine, à l'aide de réfrigérants selon le procédé de Moscati ; à évaporer en chauffant, la rosée de la nuit, comme le pratiquait Boussingault, ou à fixer les poussières de l'air sur une lame gluante placée à l'intérieur d'un aéroscope. Celle-là à enfermer dans des bouillons préparés les mêmes poussières trouvées dans une certaine quantité d'air donnée, pour favoriser l'éclosion des germes, afin de les séparer d'avec les matières inertes,ainsi que l'ont fait les Raspail, Pasteur, etc., pour l'étude des ferments. C'est la méthode la plus exacte. Nous avons donné la nomenclature des Bactéries reconnues, au chapitre VI; nous n'y reviendrons pas.

L'eau des caveaux se retire avec des seaux ou au moyen d'une pompe; en jaillissant dans les tonneaux de transport ou sur les cailloux des caniveaux, elle donne une écume abondante; son odeur,ordinairement faible, est à peu de chose près celle du purin.

Cette eau est riche en carbonate d'ammoniaque, elle contient en outre des sulfates et phosphates de chaux, de l'hydrogène sulfuré, du sulphydrate d'ammoniaque, du carbure d'hydrogène, etc., des savonules provenant de l'action des gaz alcalins sur les résidus graisseux, des grumeaux albumineux, des coques de vers, des débris organiques de toutes sortes, et enfin, des quantités énormes de spores et de microzoaires.

DÉSINFECTION. — La désinfection aura donc pour objet l'épuration, l'assainissement de ces deux convoyeurs épidémiques, l'air et l'eau, c'est-à-dire, de saisir sous la voûte des caveaux, les gaz, avant qu'ils ne se répandent, selon les caprices de la rose des vents, sur la ville ou sur la campagne, de neutraliser et détruire les atomes animés qu'ils colportent; de dénaturer les liquides avant de les transporter dans la fosse commune et d'en précipiter les matières en suspension. Le problème est complexe et difficile. Il nous faut trouver des agents efficaces qui ne soient actifs que sous certaines réserves; car nous ne devons pas perdre de vue que nous avons à agir dans un milieu où se trouvent des cadavres, et des cercueils en bois ou en métal, et que si nos réactifs doivent atteindre les gaz et les liquides, ils doivent épargner les corps ainsi que leurs enveloppes.

Nous devons donc écarter tous les désinfectants qui attaquent avec énergie les matières organisées et les métaux, ou ne les employer qu'avec une extrême prudence.

Nous laissons aussi de côté la ventilation, quoique excellente pour renouveler l'air d'un endroit clos, parce qu'elle n'a pour effet que de déplacer le danger et non de l'annihiler et les pseudo-désinfectants qui, sous la forme de poudres ou de liquides, n'ont d'autre valeur que celle que leur donne la réclame.

Les fumigations aromatiques ne font que masquer les miasmes, sans les atteindre; du reste elles ne sont pas pratiques, parce que l'on ne peut introduire un foyer incandescent dans un caveau. Il est vrai que l'on pourrait refouler les vapeurs parfumées à l'aide d'une pompe, mais cela demanderait beaucoup de temps, serait très coûteux et sans effet suffisant. Pourtant il est bon de reconnaitre que les fumigations ont une certaine valeur, sinon comme désinfectants, du moins comme excitants de l'économie animale; elles stimulent les fonctions digestives et nerveuses et, augmentant l'énergie du sujet, le rendent plus capable de lutter contre les influences malfaisantes d'une atmosphère viciée. Elles ne détruisent pas la cause, mais elles réagissent contre l'effet.

Il ne serait donc pas inutile de brûler des plantes odoriférantes ou des résines aromatiques aux environs des lieux à désinfecter, afin de produire des vapeurs excitantes, et en même temps de déterminer un mouvement rapide dans l'air causé par le déplacement des couches, de température inégale, tandis que des agents chimiques ou autres agiraient directement sur le point contaminé.

Nos pères ne connaissaient guère que ce mode de désinfection ; nous croyons intéressant de donner ici la recette d'un « parfum » du XVIIIe siècle, qui fut un secret pendant longtemps.

Composition et dose de parfum et la manière de parfumer les maisons, chambres et meubles, recommandée au public et distribuée par ordre du Roi (1).

« Pour faire un quintal de parfum, il faut prendre du soufre commun, de poudre à canon, de chacun 15 livres, de poix résine, de poix noire, de chacun 7 livres 1/2, d'arsenic blanc, d'orpiment, de *cinabre*, d'antimoine, de réagal, de chacun demi-livre ; de graines de lierre, de graines de genièvre, de chacune 14 livres. On fera torréfier lesdites graines et on mettra le tout en poudre très subtile et bien mêlée ensemble. Pour le corps et la base dudit parfum il faut prendre 25 livres de son torréfié, dans lequel on mêlera ces drogues. »

Ce composé était brûlé dans les maisons sur une botte de foin et tenu pour très efficace dans les maladies épidémiques. Il rivalisait de renommée avec la

(1) M. DE FREMINVILLE, *Dictionnaire de la Police*. 1775.

célèbre « poudre de crapaud » qui luttait désespérément contre les ravages de la peste. Le premier remède était prophylactique, le second curatif. Ils étaient capables à eux deux d'enrayer la marche du fléau, si la confiance dans la médication peut suffire pour amener la guérison. La poudre ou emplâtre de crapaud pilé était une spécialité du docteur Ambrun, médecin à Loudun en 1721.

On relate encore contre la peste, qui était la terreur de l'époque, un vinaigre aromatique dit des quatre voleurs, dont la recette se trouve dans les registres du Parlement de Toulouse, à la date de 1680 ; on l'obtenait par la macération dans le vinaigre de vin de quatre plantes, la rue, la menthe, la lavande et le romarin.

Il y avait bien aussi un célèbre parfum expérimenté en Provence avec succès contre le fléau, mais le secret s'en est perdu et c'est dommage, car cette riante contrée a toujours la primeur de ces importations orientales.

Je plaisante un peu peut-être, cette thérapeutique naïve, mais je n'en ris pas : à chaque heure son progrès, notre science est surtout faite de celle de nos devanciers, notre intelligence a pour point d'appui la masse formée par l'accumulation des découvertes et des erreurs d'autrui ; la science d'une époque n'est du reste que relative, et nous nous inclinons volontiers devant le labeur obstiné et le savoir de nos pères ; nous avions seulement l'intention de marquer l'étape considérable parcourue en un siècle par l'humanité.

Le moyen de désinfection le plus commode et le

plus sûr serait sans doute d'introduire dans un caveau de la vapeur d'eau à 110° centigrades, qui anéantirait les germes, faciliterait la décomposition des gaz ou atténuerait leurs effets ; elle absorberait 1000 fois son volume de gaz ammoniaque, 600 volumes de gaz acide chlorhydrique, 45 volumes de gaz acide sulfureux et 4 fois son volume d'acide carbonique. Une chaudière verticale montée sur roues, timbrée à 2 atmosphères, force de 4 chevaux de 75 k^{m}, pesant environ 700 k^{g}, coûtant 1500 f^{cs} et dépensant, ouvrier, cheval et houille compris, 18 f^{cs} par jour, suffirait pour désinfecter un caveau par heure. Mais le remède serait peut-être pire que le mal ; pendant l'opération les corps cuiraient dans leurs bières. Il faut donc encore renoncer à cette manière de faire. Pellieux (1), nous l'avons dit, n'est pas embarrassé ; il affirme qu'un simple courant d'air à l'intérieur d'un caveau suffit pour le désinfecter ; selon lui les gaz se perdent, sans péril et sans inconvénient, au hasard des courants atmosphériques, au fur et à mesure de leur production ou sont absorbés par les végétaux.

On aurait ainsi dans un grand cimetière des milliers de petites ouvertures qui dégageraient leurs émanations à l'air libre, quelque chose de semblable aux mofettes d'une solfatare. Il est possible que ce fût sans danger, mais ce serait certainement sans agrément pour le public, de constater le degré d'influence des changements de température ou des saute-de-vent sur les odeurs cadavéreuses. A entrer dans cet ordre

(1) Chapitre V, page 128.

d'idées, il vaudrait mieux relier entre eux des rangs entiers de tombeaux par un réseau tubulaire qui aboutirait à une cheminée d'appel de grande hauteur.

L'assainissement, pensons-nous, doit être tenté de deux manières : chimiquement, par des réactifs soigneusement choisis ; mécaniquement, en utilisant les propriétés absorbantes du charbon de bois et surtout du noir animal.

Les gaz ne se combinent pas avec le charbon, ils se perdent, se fondent pour ainsi dire dans ses pores. D'après Saussure, cette puissance d'absorption est très considérable ; 1 volume de charbon de bois aurait la faculté de faire disparaître :

90	fois son	volume	de gaz	ammoniac,
85	—	—	—	chlorhydrique,
65	—	—	—	sulfureux,
1 75	—	—	—	hydrogène.

On pourrait donc attaquer d'abord énergiquement les gaz en insufflant dans les caveaux une quantité suffisante de noir animal ou de charbon de bois ou de lignite pulvérisé. La seule contrariété que cela présenterait serait de faire ressembler les fossoyeurs à des charbonniers ; quant au voile noir qui couvrirait les cercueils et les murs, il ne saurait soulever aucune objection ; le charbon est un corps inerte, et sa couleur funèbre est assez de circonstance.

On traiterait ensuite l'air des caveaux à l'aide de désinfectants chimiques projetés par un pulvérisateur puissant ; on emploierait à cet effet le sulfate de fer neutre, qui a pour avantage de transformer et de fixer la partie ammoniacale en formant avec elle du sulfate d'ammoniaque ; des solutions alcalines, lesquelles ont la propriété d'absorber l'acide carbonique, de dénaturer les matières animales putrifiées et de précipiter les sulfates solubles ; le phosphate acide de magnésie, qui absorbe les odeurs ammoniacales (Blanchard et Chateau) ; des oxydes métalliques, lesquels forment des sulfures avec les composés sulfurés ; l'eau de baryte, qui précipite presque toutes les matières étrangères à l'eau naturelle ; le nitrate de cuivre, le sulfate acide de cuivre, etc. Il est bien fâcheux que nous ne puissions préconiser le chlore, qui, tout en étant sans action sur le charbon, attaquerait avec rapidité les composés renfermant de l'ammoniaque, de l'acide sulfhydrique et d'autres combinaisons, en raison de son avidité pour l'hydrogène, mais le chlore, agissant par substitution vis-à-vis des corps putrides, remplaçant l'hydrogène enlevé par des équivalents égaux, détruirait surtout les cadavres qu'il aurait pour mission d'isoler ; il provoquerait en outre chez l'ouvrier le coryza, la toux, et même des crachements de sang. Il ne faut pas y penser, quel que soit son mérite, les conditions dans lesquelles nous devons nous mouvoir étant toutes spéciales.

Mais les indications que nous avons données sont déjà plus que suffisantes pour restreindre ou éteindre le caractère altérant des gaz toxiques ; nous abandonnerons donc le chlore et ses composés, ainsi que les désinfectants similaires, pour aborder la question de l'assainissement des gaz au point de vue des moisissures et des germes qu'ils récèlent dans leur masse.

C'est là une question fort controversée : beaucoup sont d'avis que les désinfectants métalliques ont une action certaine sur les poussières organiques ; d'autres soutiennent énergiquement que celle-ci est très contestable. Notre désir n'est pas d'ouvrir une discussion à ce sujet, nous n'avons pas sur notre compétence une foi suffisante, et ne voulons pas nous exposer à voir intervenir une autorité scientifique opposante qui, précisant le débat et lui donnant une forme analytique, nous créerait une situation embarrassante sur un terrain classique où nous ne pourrions pas le suivre ; aussi nous empressons-nous de dire que, nous renfermant dans notre modeste qualité de praticien, nous ne parlerons que de ce que nous avons expérimenté, sans autre prétention technique, laissant aux chimistes, botanistes et entomologistes de la carrière, le soin de définir plus exactement les causes déterminantes et les règles finales. Nous sommes convaincu que les œufs et les mousses de l'air résistent à la morsure des acides et oxydes métalliques pulvérisés, et nous attribuons leur défense, soit au vernis dont ils sont entourés, soit à la forme sphérique des atomes désinfectants eux-mêmes, laquelle diminue peut-être leur degré d'activité, ou au manque d'affinité ; c'est dans la chimie organique qu'il faut chercher les agents destructeurs des germes organiques, « *similia similibus curantur.* » Nous n'expliquons pas, nous constatons.

Nous sommes heureux, à l'appui de notre opinion, de mentionner qu'en 1870, M. Faye, dans son rapport adressé à l'Académie des sciences, posa en principe que le chlore n'était pas un moyen absolu de préservation des maladies infectieuses ; il expliqua que ce gaz se bornait à détruire les gaz odorants en se combinant avec eux, mais qu'il laissait parfaitement indemnes les êtres sans odeur ni qualité physique particulières, doués d'une faculté prodigieuse de dissémination, qui sont les véritables auteurs de la contagion épidémique par leurs dépôts dans les corps organisés.

Ce qui est vrai du chlore l'est de ses congénères.

C'est le concours de l'acide phénique, de la créosote, de l'acide pyroligneux, du pétrole même, qu'il faut requérir.

L'acide phénique ou phénol n'est en réalité pas acide ; il est caractérisé par une odeur excitante mais puante, que les fossoyeurs craignent par-dessus toute chose, peut-être parce qu'elle imprègne facilement leurs vêtements et qu'ils ne peuvent plus s'en défaire. Ils ont cette coquetterie.

L'acide phénique est considéré comme antiseptique, parce qu'il coagule l'albumine et se combine avec les alcalis.

La créosote se combine avec la potasse et la soude, coagule l'albumine et arrête momentanément la putréfaction. Son odeur est presque aussi désagréable que celle de l'acide phénique.

L'acide pyroligneux, dont l'odeur empyreumatique est excitante et l'acide acétique qu'il contient dissout diverses matières organiques, jouit de la plupart des qualités de la créosote.

Le pétrole brut est une huile lourde, d'une odeur pénétrante ; c'est un insecticide violent.

Ces divers agents sont d'une efficacité réelle contre toute végétation initiale : pulvérisés, ils purgent l'air de toute cause morbide. C'est à eux que la plupart des établissements hospitaliers demandent la sécurité de leurs malades, et que les Allemands et les Anglais confient l'assainissement de leurs casernes et de leurs navires.

Il faut traiter l'eau avant de la sortir du caveau, c'est plus difficile, que de la traiter à l'extérieur où l'on n'aurait rien à ménager, mais c'est afin d'éviter d'agiter de l'eau corrompue à l'air libre.

Nous nous servirons pour cela des facteurs physiques et chimiques déjà employés pour épurer l'air ; nous y ajouterons le sulfate de fer neutre, en raison de son prix peu élevé (il fixe la partie ammoniacale en formant avec elle du sulfate d'ammoniaque, environ 400 grammes par hectolitre de liquide à désinfecter) ; l'alun styptique et astringent ; le bi-carbonate de soude, environ 500 grammes par hectolitre d'eau etc. Personnellement, nous avons toujours employé simultanément et avec succès la poudre de charbon de bois, le bicarbonate de soude et le sulfate acide de cuivre, en projection ou en mélange.

L'eau ainsi redevenue sinon saine, du moins inoffensive par la destruction des éléments organiques et la suppression des émanations, doit être portée en vases clos, ou tonneaux parfaitement bouchés, dans les fosses communes en comblement.

Nous avons omis à dessein de parler jusqu'à ce moment d'un composé nouveau, l'hydronaphtol, dont la valeur comme antiseptique, serait au-dessus de tous ceux que nous avons appréciés, et cela parce que nous n'avons pu nous en procurer pour l'expérimenter. Ce nouveau désinfectant est pris encore dans le domaine organique, le pétrole, ou mieux le naphte, n'étant que l'essence transformée d'une végétation enfouie depuis des milliers de siècles dans l'épaisseur de l'écorce solide de notre globe.

Le Dr G. Fowler (1) s'est fait le propagateur de l'hydronaphtol ; il a publié le résultat de son intéressant travail. Ce produit n'attaque ni les tissus vivants ni les étoffes teintes ; il préserve d'une manière absolue les viandes de l'altération, il se dissout dans la proportion de 2 par 1000. Il n'est aucunement corrosif, ni irritant, l'odeur en est agréable et assez faible pour ne pas masquer celle de la putréfaction, vice des antiseptiques tirés des goudrons de houille ou des huiles minérales, ce qui permettrait de déterminer dans certains cas le moment précis auquel la désinfection serait achevée. Les produits ultimes de celles-ci, tels que l'ammoniaque et l'hydrogène sulfuré, n'en modifient aucunement la composition, ni n'en paralysent les propriétés admirables, qui équivaudraient à quatre fois celles de l'acide phénique, et vaudraient presque celles du bi-iodure de mercure, auquel il est supérieur en thérapeutique par sa faible toxité.

Il ne se volatilise pas à la température ordinaire comme ce dernier, mais seulement à 90° ; il faut par

(1) Fowler, *New-York médical Journal.*

conséquent le pulvériser après l'avoir étendu d'eau, pour atteindre les poussières organiques de l'atmosphère. Sa formule atomique est $C^{10}H^{8}O$. Suivant M. le Dr Bouchard, membre de l'Académie des sciences (séance du 24 octobre 1887), l'hydronaphtol est appelé à rendre de grands services à la médecine, en enrayant la reproduction des microbes et bacilles par son action antiseptique, aussi énergique contre les agents animés des maladies virulentes qu'inoffensive contre le sujet lui-même.

D'après d'autres médecins distingués, le Naphtol-Béta serait même un antidote de la syphilis.

Les avantages de ce nouvel agent seront, pour l'objet qui nous occupe, d'une incontestable valeur, d'abord par sa puissance de désinfection, son odeur aromatique, son bon marché; ensuite par sa précieuse faculté de ne pas attaquer les tissus animaux, même vivants, laquelle préserverait les ouvriers de tout danger d'intoxication ; enfin par le privilège rare de ne pas être frappé d'inertie par les produits toxiques de la décomposition et de pouvoir continuer ainsi jusqu'au bout son œuvre de réparation.

Le seul inconvénient que présenterait pour nous l'hydronaphtol, serait que, non seulement il n'est pas corrosif, mais qu'il possède encore la qualité de conserver les tissus organiques, dont il faudrait au contraire précipiter la destruction, si c'était permis ; pourtant, la conservation des corps dans les caveaux ne présentant d'intérêt immédiat que pour les familles qui craindraient de voir ainsi leurs tombeaux se remplir en peu d'années, nous n'avons pas à nous en occuper davantage ; du reste, les corps étant enveloppés de cercueils, il est à présumer que l'effet direct de l'hydronaphtol sur les cadavres en serait considérablement diminué.

Nous avons démontré que l'on était armé pour combattre victorieusement l'infection dont les caveaux funéraires pourraient être le siège. — On supprimerait presque totalement l'importance des effluves possibles en prescrivant des compartiments séparés et parfaitement scellés pour chaque bière. Cette précaution aurait pour conséquence fâcheuse, en isolant les corps dans des espaces restreints, de favoriser leur saponification, partant, de consacrer indéfiniment la même case au même corps, c'est-à-dire de provoquer l'agrandissement des caveaux ; mais, par contre, elle aurait l'avantage, en entravant l'entassement imprévoyant des cercueils, d'empêcher l'alternance des arrêts et de la reprise de la fermentation active, selon que, pour une cause quelconque, on renouvelle la provision d'oxygène en ouvrant plus ou moins souvent ces lieux funèbres, ainsi que la sortie violente et par masses des gaz emprisonnés, par le bouchon momentanément enlevé. Il ne se produirait plus au dehors que des fuites légères, auxquelles on pourrait opposer la garantie d'une construction spéciale et solide.

La faculté qui est laissée à chacun, par l'article 14 du décret de prairial, de se faire enterrer sur sa propriété, n'implique pas que l'on pourra se soustraire pour la construction du caveau funèbre à la surveillance de l'adminstration. Les lois usuelles et règlements généraux ou de police municipale leur seront donc appliqués.

XII

TRANSLATION DES CIMETIÈRES, EXHUMATION, RÉDUCTION ET TRANSPORT DES CORPS, VÉGÉTATION DANS LES CIMETIÈRES DÉCLASSÉS.

ARTICLES 8, 9, 17 ET 21.

Le décret du 23 prairial an XII, articles 1, 2, 7, et l'ordonnance du 6 décembre 1843, articles 1, 2, 5, prescrivent ou règlent les translations des cimetières.

Le décret du 18 mai 1806, articles 9, 10, 11, a pour objet la réglementation du transport des corps aux cimetières en cas de décès, transport jusque-là confié aux maires seulement, sauf contrôle préfectoral ; la circulaire ministérielle du 26 thermidor an XII a le même objet.

Les circulaires ministérielles des 10 mars 1856, 25 avril 1856, 11 octobre 1856, décrets du 13 avril 1861, 8 juillet 1874, 19 novembre 1875, s'occupent des exhumations et du transport des corps de cimetière à cimetière, de commune à commune, ou hors frontière.

En cas de translation d'un cimetière, la commune demeurant chargée de l'exhumation, du transport et de la réinhumation des restes humains, c'est à elle qu'il incombe de prendre les mesures restrictives et conservatrices qui sont la sauvegarde de la santé de ses habitants. Si, par aventure, elles ne garantissent pas leur sécurité, elles ont toujours l'avantage de leur inspirer une confiance salutaire qui leur permet de vaquer tranquillement à leurs affaires, ce qui est déjà un succès.

Il n'y a aucun inconvénient à transporter les ossements de date ancienne dans des cercueils légers ou dans de simples caisses d'emballage, mais nous sommes d'avis que l'on doit prendre plus de précaution pour les ossements de date récente, et à fortiori pour les cadavres dans un état avancé de décomposition. Il ne faut pas oublier que les voitures de transport doivent traverser un ou plusieurs quartiers d'une ville, et il faut éviter de promener un agent actif d'insalubrité dans un milieu si saturé de principes organiques, si disposé à entrer en fermentation.

On pourrait employer des voitures avec caisse métallique fermant hermétiquement, dans laquelle on déposerait les cercueils au milieu de désinfectants énergiques. Déjà le conseil d'hygiène de la ville de Marseille de l'année 1848, s'occupant du transport des animaux morts sur la voie publique, disait, à l'article 5 de son rapport : « Les voitures servant à transporter les animaux au lieu de la Bédoule seront couvertes ; leur fond sera disposé de manière que les liquides rendus par ceux-ci ne puissent s'écouler sur le sol. » Nous espérons que nul ne se formalisera de ce rapprochement ; nous nous occupons principalement de salubrité et nous n'avons pas toujours le choix des arguments. Les spiritualistes, d'ailleurs, peuvent voir qu'il ne s'agit ici que de l'une des deux natures qu'ils prêtent à l'homme ; quant aux matérialistes, ils seront logiques en trouvant la chose naturelle, puisqu'ils admettent que nous n'avons pris que nous-mêmes pour arbitres dans le classement des familles animales.

Ce genre de véhicule serait également appliqué au transport des morts, du dernier domicile au cimetière, c'est-à-dire imposé aux *Pompes funèbres*, car il arrive souvent que les corbillards laissent derrière eux, sur le pavé, une trace matérielle et fétide de leur passage. Certains corps, secoués par les cahots de la route, répandent une sanie qui, passant à travers les ais du cercueil et les planches disjointes de la voiture s'écoule par terre. La suite qui accompagne le convoi respire ainsi pendant tout le trajet cet air empesté. Cette constatation se fait fréquemment à l'entrée des cimetières, où les corbillards stationnent quelques minutes pour la présentation du permis d'inhumer.

(Par analogie, on devrait aussi clouer ou visser les cercueils à la maison mortuaire, afin que nul ne fût tenté de les faire ouvrir au cimetière pour dire un dernier adieu que l'état du défunt ne peut plus permettre.)

Cette méthode devrait s'appliquer encore aux exhumations ordinaires et aux transport des corps au dehors, avec cette différence pourtant que l'on pourrait se servir d'une caisse métallique fixe, et pour ainsi dire commune, dans laquelle les cercueils ne feraient que passer, pour les opérations qui se terminent à l'intérieur des cimetières, et d'une caisse métallique spéciale, propre à chaque corps, lorsqu'on aurait à emprunter la voie publique ; dans ce dernier cas elle devrait être intérieure et non extérieure, soit à même le corps, le bois servant d'enveloppe au métal au lieu d'être renfermé par lui. Par caisse métallique, nous n'entendons pas les cercueils fabriqués exclusivement avec des lames de plomb, ainsi que le demande la circulaire du ministre de l'intérieur du 8 août 1859, mais aussi ceux que l'on pourrait faire avec des feuilles de zinc, de cuivre, de fer-blanc, de tôle, etc., pourvu que les soudures ou les brasures fussent soignées, afin d'isoler complètement le contenu et que les épaisseurs fussent proportionnées à la force de résistance de la matière employée (1).

Pour le transport de corps à grande distance, on peut indifféremment employer comme caisse extérieure le chêne, le noyer, le pitch-pin et tous les bois durs. Cette caisse sera vissée et non clouée, les vis placées de de $0^m,20$ en $0^m,20$, elle sera formée sur toutes ses faces par deux plateaux joints à mortaises et bouvetés, ou par un seul ; les intersections des faces seront réunies en queue d'aronde ; tous les joints seront en outre fermés au lut gras. L'épaisseur du bois sera de $0^m,04$. Le cercueil sera serré de $0^m,50$ en $0^m,50$ par des rubans de fer fixés avec des vis de $0^m,035$, ou par des frettes à écrou.

Les circulaires ministérielles en vigueur, n'exigent

(1) Par surcroit de précaution. il est bon de soutenir les feuilles de métal à l'aide d'un châssis intérieur en bois mince.

pas l'enveloppe métallique pour les parcours de moins de 200 kilomètres. Nous ne nous expliquons pas cette distinction; si la mesure est bonne pour les 200 kilomètres et au-dessus, elle ne l'est pas moins pour une distance inférieure, car les inconvénients sont à peu près les mêmes.

Les exhumations de corps ont lieu non seulement pour cause de départ ou de réinhumation sur un autre point de la même commune, mais encore par ordonnance de justice; le huis clos étant ici nécessaire, le cadavre est immédiatement porté dans la salle d'autopsie avec les précautions d'usage.

Dans les fosses communes les corps peuvent sans inconvénient être découverts à l'avance jusqu'à $0^m,50$ du couvercle, pour ne pas trop faire attendre les assistants, mais à la condition d'arroser abondamment la couche de terre qui reste, d'une solution d'acide phénique et de sulfate acide de fer. Pendant l'opération on continuera à répandre des désinfectants. Après, le trou sera comblé et l'on apportera de la terre pour remplacer le manquant occasionné par l'extraction du cercueil.

Pour exhumer les corps des tombeaux, comme pour déposer dans des cercueils de dimensions restreintes les ossements des corps consumés (1), les mesures hygiéniques à prendre sont les mêmes que celles recommandées en cas d'inhumation dans ces mêmes édifices.

Les débris de cercueils seront brûlés dans un four

(1) Ce qu'en langage technique on appelle une *réduction de corps*.

particulier muni d'une haute cheminée, dans laquelle on pourrait également porter les balayures des allées.

Nous estimons que les convenances exigent d'écarter le public de ces opérations tout intimes, contrairement à ce qui se produit pour les enterrements, parce qu'il n'y a plus ici d'hommage à rendre aux décédés et qu'il s'agit seulement de mesures d'un intérêt privé. A cet effet, tout en laissant à la police son initiative, il serait prudent de fixer l'exécution des travaux à une heure très matinale et, si c'était possible, de commencer même avant l'heure de l'ouverture des portes du cimetière.

Nous devons à la vérité de déclarer que, sauf les désagréments qui frappent l'odorat et la vue et se traduisent par de légères crispations de la face ou des exclamations involontaires, nous n'avons constaté aucun incident pathologique survenu à la suite d'une exhumation des corps ; à moins que nous ne comprenions parmi eux les phénomènes psychiques amenés par l'intensité de l'émotion, laquelle n'a pas qualité en ce moment pour être soumise à notre analyse.

La Perse est le pays du monde où il circule actuellement le plus de cadavres sur les routes. Chacun y brigue le précieux avantage d'être enseveli dans les lieux mêmes où sont morts les grands imans Ali, Husseim, Hassan, Moussa, etc... qui font l'objet de leur vénération ; aussi à certaines époques de l'année, de longues caravanes composées de plusieurs milliers d'individus accompagnant des bêtes de somme chargées de cadavres sillonnent-elles toutes les voies qui se dirigent vers l'Asie occidentale. Ces corps ne sont aucunement désinfectés et les cercueils qui les contiennent sont en général en mauvais état ; quelquefois même le cercueil est remplacé par une peau de bœuf goudronnée et cousue

C'est le spectacle que présentaient autrefois les routes de Rome et d'Arles, où les chrétiens riches des premiers siècles faisaient porter leurs dépouilles humaines. En amont de ces deux villes, en travers du Tibre et du Rhône on avait même installé un filet pour arrêter les barques non montées, confiées au fil de l'eau et à la grâce de Dieu, qui recélaient chacune dans leurs flancs un cadavre et la somme nécessaire à l'inhumation dans ces cercueils de pierre, dont les nécropoles de ces deux capitales romaines sont encore pleines.

La translation d'un cimetière est autrement sérieuse que les opérations dont nous venons de parler. C'est l'exhumation en masse des milliers de corps qu'il contient. L'ensemble des mesures à prendre doit être sérieusement mûri et arrêté. Indépendamment des moyens de transport dont nous avons parlé, il y a aussi à s'occuper de l'attaque du cimetière à déclasser, de la disposition des nouveaux terrains pour recevoir sans tarder le dépôt qu'on va leur confier, et de la désinfection dans les deux cimetières, l'ancien et le nouveau.

L'ancien cimetière sera ouvert du côté le plus éloigné de la porte, le travail mené avec soin et méthode, conduit sans précipitation, exécuté par un personnel choisi et restreint. On commencera par évacuer les tombeaux, afin de ne plus avoir à en tenir compte pour le jet des terres et le nivellement. Les tranchées seront ensuite fouillées, les corps enlevés, les terres seront scrupuleusement passées à la claie. Des recherches seront faites sous les allées et dans tous les terrains sans affectation spéciale, pour le cas ou des ossuaires dont nul n'aurait plus souvenance, y auraient été créés à une époque reculée.

Dans le nouveau cimetière les ossements seront placés à plusieurs mètres de profondeur sous les emplacements destinés aux fosses communes et dans les allées de service, afin d'économiser le terrain et de former des drains pour l'assainissement du sous-sol.

Des équipes spéciales s'occuperont de la désinfection autour des travailleurs et dans les voitures de transport.

Sauf les cas de force majeure, les transferts de cimetières ne devraient pas se faire immédiatement après la publication de l'arrêté de fermeture et de déplacement. Il faudrait attendre au moins dix ans, avant d'y procéder, tout en laissant aux familles la faculté de transporter plus tôt les corps et la superstructure de leurs tombeaux, individuellement, sur requête administrative, à leurs frais et risques, et sous le contrôle sévère des employés communaux.

Les corps contenus dans les cavaux sont très longs à tomber en poussière ; au cimetière Saint-Charles à Marseille, fermé depuis plus de 25 ans, la fosse commune est redevenue saine depuis quinze ans au moins, mais ce n'est que depuis quelques années que l'on trouve les corps complètement consumés dans les tombeaux. Le délai que nous indiquons n'a donc rien d'excessif.

Le transfert des débris humains provenant du champ commun serait à la fin de ce délai absolument sans danger, puisqu'il se réduirait à un simple transport d'ossements purgés de tissus cellulaires et de moelles, amas de phosphates et de carbonates de chaux presque purs. Celui des corps provenant des caveaux aurait diminué d'importance à cause de la quantité considérable qui aurait été enlevée peu à peu par les familles, et de ce chef résulterait pour la ville une économie très sensible que l'on peut évaluer au moins au tiers de la dépense totale.

Ainsi le déclassement du cimetière et le transport des corps ne ferait pas époque dans une localité, la circulation des corbillards et voitures chargées de matériaux de construction se confondant avec le mouvement ordinaire du charroi.

Hecquet, médecin à Dunkerque, fut chargé, en 1783, de transférer les corps de l'église Saint-Éloi, au cimetière extra-muros ; de ces corps les uns étaient entiers, les autres en lambeaux, le reste en ossements. Un seul accident se produisit ; un curieux qui assistait un jour à cette opération se retira incommodé et dans la même semaine mourut de la petite vérole. Les ouvriers furent tout le temps en bonne santé.

Peut-on conclure que le visiteur fut réellement victime des émanations putrides, alors que les fossoyeurs n'en éprouvèrent aucun dommage ? N'était-ce pas plutôt une simple coïncidence qu'il n'y avait même pas intérêt à noter, les symptômes de maladies diverses pouvant se déclarer partout, sur un sujet isolé, sans que l'on puisse, de ce fait, inférer d'une contagion? Tardieu, toujours plein de ses auteurs anciens, croit avoir trouvé dans leur lecture la preuve que des maladies furent répandues par des convois infects transportant les ossements du cimetière des Innocents à Montrouge, mais il ne cite aucun fait probant.

Une relation plus concluante concernant ce même transport nous est donnée par Thouret, jurisconsulte et membre de la Constituante (1).

Il nous apprend que la translation de ce trop fameux Charnier eut lieu en trois fois, savoir :

La première, du mois de décembre 1785 au mois de mai 1786.

La deuxième, du mois de décembre 1786 au mois de février 1787.

La troisième, du mois d'avril 1787 au mois de janvier 1788.

« Les corps transportés, dit-il, étaient à toutes les périodes de la putréfaction, depuis le cadavre à peine confié de la veille à la terre, ceux récemment déposés dans l'église, où nulle interruption n'avait eu lieu pour les concessions funéraires, jusqu'aux temps les plus éloignés. Une couche de 10 pieds de terre infectée a été enlevée de toute la surface du cimetière, dans l'église plus de quatre-vingts caveaux funéraires ont été ouverts et fouillés : plus de vingt mille cadavres appartenant à toutes sortes d'époques ont été exhumés

(1) Rapport de la Commission spéciale composée de MM. Lassone, Colombier, Vicq d'Azyr, Thouret, Fourcroy, duc de Larochefoucauld, Poulletier de la Salle, de Horne. 1786.

avec leurs bières. Exécutés principalement pendant l'hiver et ayant eu lieu aussi en grande partie dans les temps des plus grandes chaleurs; commencées d'abord avec tous les soins possibles avec toutes les précautions connues, et continuées presque en entier sans en employer pour ainsi dire aucune, nul danger ne s'est manifesté pendant le cours de ces opérations. Nul accident n'a troublé la santé publique. »

Aucune protestation n'existe contre ce document officiel. Peut-être n'est-il pas impossible que quelques cas physiques isolés se soient produits, mais même dans cette hypothèse, il n'est pas surprenant que cela n'ait eu aucun écho dans les rapports scientifiques, parce que ces exceptions ne prouvent rien.

M. de Freycinet (1) dit: « Le cimetière de Bogerhout, près d'Anvers, qui est resté ouvert jusqu'en 1861, fut déplacé pendant l'hiver de 1863 ; les restes humains étaient au nombre de plus d'un millier et néanmoins on se borna à un simple arrosage des couches du sol successivement découvertes avec du chlorure de chaux. L'opération se fit sans qu'il se produisit un seul accident. »

Il ne résulte pas nécessairement de ces diverses citations que les translations de cimetières soient des opérations absolument saines, et quelque partisan que l'on soit de leur innocuité, il serait présomptueux de vouloir prouver que l'on peut impunément remuer à l'air libre des masses considérables de chair putréfiées; quoique au fond pareilles manipulations ne nous ef-

(1) *Traité de l'assainissement des villes*. Paris, 1870.

frayassent guère, il ne nous paraît pas qu'elles soient indispensables, et croyons au contraire qu'elles ne sont point faites pour purifier l'atmosphère. Elles doivent en conséquence être entourées de toutes les précautions antiseptiques que la science moderne a à sa disposition.

Les formalités, en cas d'exhumation et de transport de corps, se résument en deux requêtes présentées, l'une à l'administration municipale, l'autre à l'autorité préfectorale; lorsque les corps ne doivent pas sortir du territoire de la commune cette dernière est inutile.

Pour toutes ces opérations, la présence du maire ou d'un officier de police judiciaire quelconque délégué, commissaire ou garde-champêtre, chargé de faire les constatations légales et de dresser procès-verbal est de rigueur. Un employé simplement assermenté ne saurait le remplacer (1).

Par application de la loi et des circulaires ministérielles en vigueur les deux pouvoirs administratifs susvisés délivrent, s'il y a lieu, les autorisations dont ci-après le fac-simile.

(1) Un arrêt de la cour de Cassation du 4 décembre 1847, décide que la Police doit assister aux exhumations et translations de corps.

Un autre arrêt de la même cour en date du 16 janvier 1860 déclare que l'assistance des officiers de police judiciaire à ces opérations doit être gratuite.

VILLE DE

—

POLICE ADMINISTRATIVE

—

SERVICE
DES CIMETIÈRES
COMMUNAUX

—

DÉPARTEMENT

DE

Nous, Maire de

Vu la demande formée par M.
demeurant

Vu le décret du 23 prairial an XII;

Vu la loi du 5 avril 1884;

Vu le titre, ( ) ou les titres, de concessions de terrain n°

Vu l'arrêté spécial du

Arrêtons :

Art. 1. — Est autorisée l'exhumation des fosses communes, ou de la concession n° le corps de M.
pour être réinhumé dans le tombeau du pétitionnaire situé
(ou pour être transporté à)

Art. 2 — Le commissaire de police (ou le garde-champêtre, ou le conservateur garde particulier du cimetière), est chargé de l'exécution du présent arrêté.

Fait à en l'Hôtel-de-Ville,
le 188 .

Le Maire de

PRÉFECTURE
de

—

DIVISION

—

BUREAU

—

Transport de corps à une distance de moins de 200 kilomètres.

—

EXTRAIT DU RÉGISTRE DES ARRÊTÉ

Le Préfet du département de

Vu la demande en date du
formée par M.
demeurant à
à l'effet d'obtenir l'autorisation de fair
transporter à
où il doit être inhumé dans un tombea
de famille le corps de
décédé à
le

Vu le décret du 23 prairial an XII, e
celui du 13 avril 1861;

Vu les circulaires de M. le Ministre d
l'Intérieur des 26 thermidor an XII, 29 fé
vrier, 10 mars, 25 avril et 11 octobre 185
8 août 1859; 8 juillet 1874; 19 novembr
1875 et 19 mars 1881;

Vu

ARRÊTE :

ART. 1. — Est autorisé, aux condition
ci-après désignées, le transport de
à

du cercueil renfermant le corps de M

1°. — Le cercueil devra être en bois de chêne dont les parois auront 4 centimètres d'épaisseur, seront fixées avec des clous à vis et maintenues par trois frettes en fer serrées à écrou ;

2°. — Le fond du cercueil contenant le corps devra être rempli par une couche de 6 centimètres d'un mélange désinfectant composé d'une partie de poudre de tan et de deux parties de charbon de bois pulvérisé.

Le corps sera recouvert de cette même poudre.

Art. 2. — M. le
est chargé de l'exécution du présent arrêté.

Fait à *le* 188

Pour le Préfet et par délégation :
Le secrétaire général.

Pour ampliation :
Le conseiller de Préfecture.

PRÉFECTURE
de

—

DIVISION

—

BUREAU

—

Transport de corps à une distance de plus de 200 kilomètres.

—

EXTRAIT DU RÉGISTRE DES ARRÊTÉS

Le Préfet du département de

Vu la demande en date du
formée par M.
demeurant à
à l'effet d'obtenir l'autorisation de faire
transporter à
où il doit être inhumé dans un tombeau
de famille, le corps de
décédé à
le

Vu le décret du 23 prairial an XII, et celui du 13 avril 1861 ;

Vu les circulaires de M. le Ministre de l'Intérieur des 26 thermidor an XII ; 29 février, 10 mars, 25 avril et 11 octobre 1856 ; 8 août 1859 ; 8 juillet 1874 ; 19 novembre 1875 et 19 mars 1881 ;

Vu.

Arrête :

Art. 1. — Est autorisé, aux conditions ci-après désignées, le transport de
à

du cercueil renfermant le corps de M

1°. — Le cercueil sera en plomb et renfermé dans une bière en chêne ; les feuilles de plomb formant le cercueil seront laminées de 2 millimètres au moins d'épaisseur et solidement soudées entre elles.

2°. — Le fond du cercueil sera rempli par une couche de 6 centimètres d'un mélange désinfectant composé d'une partie de poudre de tan et de deux parties de charbon de bois pulvérisé.

Le corps sera recouvert de cette même poudre.

ART. 2. — M. le
est chargé de l'exécution du présent arrêté.

Fait à *le* 188

Pour le Préfet et par délégation :
Le secrétaire général.

Pour ampliation :
Le conseiller de Préfecture.

VILLE DE

—

POLICE ADMINISTRATIVE

—

SERVICE
DES CIMETIÈRES

—

Corps extrait des fosses communes pour le réinhumer dans une concession.

—

DÉPARTEMENT

DE

NOUS, MAIRE DE

Vu la demande formée par M.
demeurant

Vu le décret du 23 prairial an XII;

Vu le titre de concession d'un terrain au cimetière ;

Vu

ARRÊTONS :

ART. 1. — Est autorisée l'exhumation des fosses communes du cimetière d
corps de
pour être réinhumé dans le tombeau du pétitionnaire,
situé à

du cimetière.

ART. 2. — Le Conservateur du cimetière est chargé de l'exécution du présent arrêté.

Fait à en l'Hôtel-de-Ville,
le 188

LE MAIRE,

MAIRIE

—

LICE ADMINISTRATIVE

—

Exhumation et embarquement d'un corps.

—

SERVICE DES CIMETIÈRES

—

NOUS, MAIRE DE

Vu la demande de M.
demeurant à
à l'effet d'obtenir l'autorisation de faire exhumer le corps de M.
décédé le
et de le transporter à
où il doit être réinhumé

Vu le décret du 23 prairial an XII, et les circulaires de M. le Ministre de l'Intérieur du 26 thermidor an XII et du 8 août 1859,

ARRÊTONS :

ART. 1. — Est autorisée l'exhumation du corps de M.
qui doit être transporté à

Est autorisé, en outre, l'embarquement dans ce port du cercueil contenant ledit corps aux conditions suivantes :

1°. — Le cercueil sera en plomb et renfermé dans une bière en chêne ; les feuilles de plomb formant le cercueil seront laminées de 2 millimètres au moins d'épaisseur et solidement soudées entre elles ;

2°. — Le fond du cercueil sera rempli par une couche de 6 centimètres d'un mélange pulvérulent, composé d'une partie de poudre de tan et de deux parties de charbon de bois. Le corps sera couvert de cette même poudre.

Art. 2. — M. commissaire de police, délégué pour cette opération et le directeur des cimetières, sont chargés, chacun en ce qui le concerne, de l'exécution du présent arrêté, dont une expédition sera remise au mandataire de la famille, après avoir été visée par le directeur des cimetières, au moment de l'exhumation du corps et par M. au moment de l'embarquement du cercueil.

Fait à en l'Hôtel-de-Ville,
le 188

MAIRIE

—

BUREAU
de la
POLICE ADMINISTRATIVE

—

SERVICE
DES CIMETIÈRES

—

Transport des corps.

—

N°

Nous, Maire de

Vu la demande formée par M.
demeurant

Vu le décret du 23 prairial an XII;

Vu

Arrêtons :

Art. 1. — Est autorisée l'exhumation de

Le pétitionnaire sera tenu, après l'enlèvement du corps, de combler la fosse et ses alentours avec de la terre tassée, de manière à les faire arriver au niveau du sol environnant.

Art. 2. — M. le Commissaire de police, du arrondissement, désigné pour cette opération, et M. le conservateur des cimetières, sont chargés, chacun en ce qui le concerne, de l'exécution du présent arrêté.

Fait à en l'Hôtel-de-Ville,
le 188

Le Maire de

MAIRIE
de

—

POLICE DES CIMETIÈRES

—

Corps à exhumer.

—

DÉLÉGATION
au
COMMISSAIRE DE POLICE

—

le 188

MONSIEUR,

Sur la demande qui m'en est faite, j'autorise M.
demeurant
à faire exhumer
du cimetière de
le corps

pour être déposé dans un tombeau appartenant à cette famille et situé au cimetière de

Je vous délègue pour assister à cette opération qui devra avoir lieu avec toutes les précautions sanitaires d'usage sur les indications du conservateur des cimetières, et dont vous devrez me transmettre un procès verbal.

Recevez l'assurance de ma parfaite considération.

LE MAIRE

Monsieur le Commissaire de police
du arrondissement.

MAIRIE
de

—

POLICE ADMINISTRATIVE

—

OBJET :
Transport de corps.

—

Arrivée d'un corps venant d'une autre commune.

—

DÉLÉGATION
au
COMMISSAIRE DE POLICE

—

le 188

MONSIEUR,

Je suis informé que le corps de
arrivant de
est déposé à la gare de

Je vous charge d'assister à la levée de ce corps et à son transport au cimetière de
où il doit être inhumé.

Vous voudrez bien constater cette opération par un procès-verbal que vous me ferez parvenir, en y joignant l'arrêté prefectoral d'autorisation.

Recevez, Monsieur, l'assurance de ma parfaite considération.

LE MAIRE

Monsieur le Commissaire de police
du arrondissement.

MAIRIE
de

—

POLICE MUNICIPALE

—

SERVICE
DES CIMETIÈRES

—

Inhumations de corps venant de la banlieue.

—

N°

Nous, Maire de

Vu la demande de M.
demeurant en cette ville, rue

Autorisons le transport et l'inhumation dans le tombeau de famille d pétitionnaire situé au cimetière à du carré rang, n° du corps de M.

décédé au quartier de (banlieue).

M. le commissaire central et M. le conservateur du cimetière, sont chargés, chacun en ce qui le concerne, de l'exécution de la présente décision.

En l'Hôtel-de-Ville, le 188

Le Maire,

L'arrêt du parlement de Paris du 21 mai 1765, art. 2, dit que l'on ne pourra faire aucun usage des anciens cimetières, avant le temps et espace de cinq années, à compter du 1er janvier suivant et même alors ce ne sera que sur avis favorable des officiers de police et des médecins et chirurgiens du Châtelet, et sur décision conforme des curés, marguiliers et évêques.

La loi du 15 mai 1791, art. 9, autorise les communes à mettre les cimetières anciens dans le commerce, mais seulement dix ans après les dernières inhumations. Le décret du 23 prairial an 12, art. 8 et 9, réduit ce délai à 5 ans; la circulaire ministérielle du 4 pluviôse an 12 et l'avis du Conseil d'État du 13 nivôse an XIII, vont jusqu'à autoriser leur aliénation après ce temps écoulé.

Nous avons indiqué, en parlant de la saturation de la terre, que celle-ci, véritable phénix, se reconstituait elle-même et reprenait toute seule l'équilibre de ses parties, remplissant d'abord un rôle passif, se gorgeant de sucs comme une éponge, puis ayant des fonctions absorbantes et enfin une action dissolvante, de telle sorte que si après cinq ans de repos apparent, elle a repris sa physionomie et ses qualités premières, quelques années après elle a perdu une partie de ses sels alcalins et terreux; elle s'est appauvrie. Aussi n'y a-t-il aucun inconvénient à rendre à l'agriculture les cimetières déclassés, cinq ans après la dernière inhumation, soit après la période légale d'occupation; cependant on ne saurait les donner à la grande culture, c'est-à-dire que l'on ne pourrait y permettre les plantations, mais seulement l'ensemencement et, cela jusqu'à ce que le terrain ait été débarrassé des ossements humains qu'il contient, opération qui ne doit être faite, nous l'avons dit, que dix ans au moins après la dernière inhumation à cause des corps momifiés et des formations de gras de cadavres possibles. On pourrait aussi invoquer que les ossements deviennent beaucoup plus propres avec les années et que leur maniement en est plus commode et moins désagréable.

La végétation dans les cimetières n'est ni plus ni moins puissante que dans les terrains similaires, jardins ou prairies.

L'herbe y devient haute comme dans tout champ meuble ayant autrefois reçu de l'engrais.

Un ancien cimetière devient donc rapidement une prairie naturelle, dont il serait regrettable de laisser perdre le fourrage. Ce fruit du travail immanent de la terre, dans cette propriété communale, appartient à la fortune publique et le budget municipal a le droit d'en faire recette. Il est de toute évidence que ce foin est sain et peut être donné en pâture aux bestiaux. Eh! bien, nous engageons vivement ceux qui s'en rendent acquéreurs à ne pas l'ébruiter s'ils élèvent des troupeaux, car laitiers ou bouchers, ils perdraient leur clientèle. Faire manger l'herbe des cimetières, cette herbe grasse, faite de la substance des cadavres, etc. etc., quel crime abominable! quel lait, quelle viande cela doit donner! haro. Il existe ainsi de par le monde des clichés tout faits, des répugnances et des attraits classiques.

Les insectes, les oiseaux et les enfants, toute cette floraison de la chair, qui viennent en essaims piller les fleurs et les fruits sauvages, dans ces prés solitaires et frais où rien ne parle plus du néant de l'homme, n'ont pas de ces préjugés.

Il faut pourtant se méfier, dans la vie, de ces appréciations inexplicables et intuitives de la foule, car elles contribuent largement à former l'opinion publique, laquelle est non seulement maîtresse des actions des rois, comme écrit P. Lebrun (1), mais encore de la fortune et de la réputation des simples citoyens.

(1) P. Lebrun, *Marie Stuart*.

XIII

DÉPOSITOIRE, MORGUE, SALLE D'AUTOPSIE

Dépositoire. — Le dépositoire est un établissement destiné à recevoir momentanément les corps, en attendant qu'un tombeau de famille soit construit, ou en cas de difficultés quelconques pour l'ouverture des concessions ou le transfert des décédés hors de la commune.

Les dépositoires appartiennent à la commune ou à des entrepreneurs, selon que les municipalités en décident; pourtant, comme c'est là une institution qui répond à un besoin public, il serait plus logique qu'elle fût de fondation municipale, et que les dépositoires relevassent d'un service administratif; cela aurait encore l'avantage d'enlever à l'application des tarifs spéciaux l'allure vénale que ne peut manquer de revêtir une exploitation privée. Enfin, un autre argument, c'est que les dépôts ne devant être que temporaires, il faut veiller à ce que ces lieux ne se ressentent pas de la négligence que ce simple passage semble devoir excuser, et qu'ils puissent offrir les mêmes garanties de salubrité que l'on réclame des sépultures définitives.

L'article 13 du décret du 18 mai 1806 vise ces établissements, il est ainsi conçu : Il est défendu d'établir aucun dépositoire dans l'enceinte des villes.

C'est un peu bref; on aurait pu ajouter, conformément à l'esprit du décret du 23 prairial an XII, qu'ils ne pourraient être placés que dans les cimetières, attendu que par leur destination ils en sont de véritables dépendances.

Ils sont mieux là qu'ailleurs. Il faut autant que possible grouper les services similaires; l'hygiène et la décence y gagnent et la surveillance est plus facile.

Du reste, la création de dépositoires à l'intérieur des villes équivaut à la construction de tombeaux communs au milieu des habitations, c'est-à-dire à un retour à ce que ledit décret de prairial avait supprimé.

Aussi bien cet article du décret ne visait-il pas sous le nom de « dépositoires » les établissements du genre de ceux qui sont utilisés de nos jours, mais seulement les bâtiments créés ou régis par les articles 6, 7, 8, 9 et 10, de l'arrêt du parlement du 21 mai 1765, lesquels étaient uniquement à l'usage du clergé, et servaient à réunir en un même endroit de chaque paroisse les corps que l'on devait porter en terre dans la journée. Leur utilité ne consistait qu'à faciliter la tâche des clercs, qui avaient ainsi toute commodité pour faire les enterrements en une ou plusieurs fois. — Étant donné les services particuliers que l'on attendait d'eux, leur place était évidemment dans les villes, à proximité des églises : mais lorsque la Révolution eut apporté pour base dans les préoccupations gouvernementales la théorie de l'intérêt général, ces « Dépositoires » furent reconnus vexatoires pour le public, et on les fit disparaître. Cependant, les avantages qu'offraient des établissements similaires ayant été en même temps appréciés pour le cas où l'on aurait besoin de déposer les corps, dans diverses circonstances de force majeure, l'on garda par le fait le nom et la chose, seulement on changea d'emplacement, et l'on construisit les « Dépositoires » dans l'intérieur des cimetières.

C'est ainsi que le décret de 1806 a été mieux interprété qu'il n'a été rédigé ; cependant, nous nous rappelons avoir vu, en 1886, au cimetière du Père Lachaise, des dépositoires appartenant à des entrepreneurs particuliers. Ces tombeaux, profonds de 10 mètres, limite extrême assignée, par arrêté du préfet de police, n'étaient qu'imparfaitement fermés par un couvercle en tôle à charnières, et avaient l'apparence de puits dans lesquels les cercueils étaient régulièrement étagés à droite et à gauche. — Leur disposition laissait beaucoup à désirer. Il est vrai que le cimetière du Père-Lachaise, dans lequel il n'y a absolument que des caveaux, est lui-même tout entier dans Paris, mais il est à supposer que les inhumations s'y font avec un plus grand soin, avec plus de soin qu'on en met à murer les dépositoires.

Le dépositoire, créé par la ville de Marseille, dans le cimetière Saint-Pierre, a l'aspect d'un immense caveau ; il est imparfait comme ventilation, dangereux pour le visiteur et incommode pour la manœuvre des cercueils. C'est une espèce de crypte profonde, en forme de carré long, ayant sept rangs de quatorze cases chacun à droite, autant à gauche ; entre deux se trouve une plate-forme à deux étages qui ne peut avoir l'accès des cases qu'à l'aide d'un pont roulant.

Cette plate-forme isolée est donc longée des deux côtés par un précipice ; sur le derrière, elle se termine par un maigre escalier ; sur le devant, elle aboutit à la porte d'entrée. Quelques trous dans la voûte servent au renouvellement de l'air.

Le service se fait sur la plate-forme supérieure à l'aide du pont roulant ; plus bas, avec le secours d'un treuil et de madriers volants.

Nous préférons de beaucoup le système adopté par la ville de Toulon. C'est une cour en plein air, située à l'intérieur, et près de la porte du cimetière, et autour de laquelle se trouvent superposées des cases maçonnées.

Nous convenons que c'est un peu primitif, mais c'est économique, commode et sain, et en l'espèce ces avantages doivent suffire.

En prenant ce type pour point de départ, on pourrait donner à un dépositoire la forme et l'importance d'un véritable monument. Pour cela, il faudrait recouvrir celui-ci par une toiture, portée sur des piliers dépassant eux-mêmes la construction première d'un mètre ou deux, et surmontée à son centre d'une cheminée ou de plusieurs tuyaux d'appel ; la distance entre la couverture et les murs d'enceinte serait occupée par une menuiserie fixe à claire-voie, dans le genre de celles employées pour les halles couvertes. La porte, de grandes dimensions, pour augmenter le tirage, serait formée par une grille à deux battants, ayant chacun à l'intérieur un volet plein mobile, qui serait fermé seulement en cas de changement de cercueil et pour dérober ce spectacle, privé et lamentable, à la curiosité malsaine de quelques-uns.

Le sol, pavé de dalles en pierres dures noyées dans le ciment, devra être disposé pour faciliter l'écoulement des eaux de lavage ou de pluie.

Pour être admis dans un dépositoire, il est nécessaire de mettre un corps dans un cercueil spécial, ayant au moins $0^m,025$ d'épaisseur, et que ce corps soit entouré d'une couche de 5 à 6 centimètres d'un mélange pulvérulent de poudre de tan et de charbon, dans la proportion d'une partie du premier pour deux parties du second. Une couche de 5 centimètres de poudre de charbon sera également placée sous le cercueil et changée à chaque nouvelle entrée ; ce charbon et ce tan en poudre arrêtent un moment la putréfaction et recueillent les gaz et les liquides qui s'échappent du cadavre. A l'intérieur des cases, doivent se trouver des récipients remplis de désinfectants actifs et souvent renouvelés.

Le scellement des cases devra se faire au ciment, dans la manière indiquée pour les tombeaux au chapitre XVI, ci-après, art. 33.

Chaque case sera numérotée et portera un cadre vitré dans lequel sera déposée, de façon à pouvoir être lue, une carte indiquant le nom, l'âge, les dates de décès et de dépôt des morts.

MORGUE, SALLE D'AUTOPSIE. — Dans plusieurs cimetières, on a aussi créé une morgue. On y dépose les corps décédés sur la voie publique ou dans une catastrophe, mais reconnus, soit par témoignages, soit à l'aide de divers documents trouvés sur eux ; cela dans le but de ne pas exposer ces corps dans la forme habituelle à la morgue de ville, qui a précisément pour objet de provoquer la reconnaissance des défunts.

Ces cadavres sont reçus dans la morgue sur réquisition spéciale d'un commissaire de police ou de tout autre magistrat; il doit être statué sur leur compte dans le plus bref délai, et les employés des cimetières doivent tenir la main à ce que le permis d'inhumer soit délivré le plus tôt possible.

Ils sont remis aux familles sur leur demande, pour procéder aux obsèques.

Une salle d'autopsie est ordinairement jointe à cette morgue, afin que les hommes de l'art aient, en cas de mort de nature suspecte, toutes facilités pour faire les recherches nécessaires à l'édification de la justice ou pour la tranquillité de leur propre conscience.

Nous ne donnerons de ces deux salles aucune description particulière, leur disposition étant connue de tout le monde; nous nous bornerons à recommander que l'eau y soit abondante, les tables de dissection bien polies, le pavé fait d'une seule coulée de ciment et avec une bonne pente, afin que le nettoyage se fasse rapidement et complètement. Elles devront être bien aérées; la salubrité en sera complétée par l'écoulement constant de l'eau et des évaporations de désinfectants énergiqnes.

Selon M. P. Brouardel, voici quelles seraient les conditions que devrait réunir une salle d'autopsie (1).

« Nous demandons, dit-il, qu'un vitrage supérieur laisse tomber directement le jour sur la table d'autopsie. Il faudrait que cette table fût en ardoise, tournante, légèrement convexe, entourée d'une rigole circulaire dans laquelle se collecteraient les liquides sortant du cadavre. Des orifices latéraux nombreux les mèneraient dans des tubes qui se réuniraient au pied de la table, et de là, directement dans un caniveau, de sorte qu'aucune goutte d'eau ne tomberait à terre. Au-dessus de la table, on placerait des conduits terminés par des tubes en caoutchouc, amenant en abondance l'eau propre sur le cadavre. Au-dessus de la table, on établirait encore un système d'éclairage au gaz, suffisant pour remplacer la lumière du jour au besoin. Un réservoir en fonte émaillée contenant 200 litres environ d'eau distillée, devrait être placé de façon que son conduit d'écoulement fût accolé à celui de l'eau ordinaire qui vient se déverser sur la table d'autopsie, l'eau distillée étant indispensable pour laver les organes en cas de présomption d'intoxication. Dans la salle d'autopsie, il faut placer une vitrine contenant les instruments nécessaires : couteaux, scies, balances, bocaux, desinfectants, etc. »

Nous ne pouvons que nous incliner devant les observations de l'éminent praticien.

(1) BROUARDEL. *Organisation du service des autopsies à la Morgue.* Rapport à M. le Garde des sceaux (*Annales d'hygiène*). 1878.

MAIRIE
de
—
BUREAU
de la
POLICE ADMINISTRATIVE
—
CIMETIÈRES
—
DÉPOSITOIRE
—
Autorisation de Dépôt
—

DÉPARTEMENT

DE

NOUS, MAIRE DE

Vu le décret du 23 prairial an XII;

Vu l'arrêté municipal du

Vu la délibération du conseil municipal du

Vu la demande formée par M.
demeurant

Autorisons, le dépôt dans le dépositoire du cimetière, pour le délai de
du corps de M.
décédé le
moyennant la rétribution fixée par la délibération sus-visée et aux conditions suivantes :

Le corps devra être enfermé dans un cercueil de $0^{m},025$ d'épaisseur au moins et recouvert d'un mélange pulvérulent composé d'une partie de poudre de tan et de deux parties de charbon de bois de 6 centimètres d'épaisseur.

Le conservateur du cimetière est chargé de veiller à l'exécution de la présente autorisation.

Fait à en l'Hôtel-de-Ville,
le

LE MAIRE,

MAIRIE
de

BUREAU
de la
POLICE ADMINISTRATIVE

Enlèvement des corps du dépositoire, pour inhumation définitive dans le territoire de la commune.

DÉPARTEMENT
DE

Nous, Maire de

Vu le décret du 23 prairial an XII;

Vu la demande de M.
demeurant
ayant pour objet d'inhumer définitivemen
le corps de M.
décédé le à
dans la concession
située

Vu notre autorisation en date du
prescrivant le dépôt dudit corps de M.

dans le dépositoire du cimetière;

Décidons l'enlèvement de ce corps du dépositoire où il se trouve, et son inhumation définitive dans le tombeau sus visé.

Le conservateur du cimetière est chargé de l'exécution de la présente autorisation.

N en l'Hôtel-de-Ville
le

Le Maire,

MAIRIE

—

POLICE ADMINISTRATIVE

—

SERVICE
DES CIMETIÈRES
COMMUNAUX

—

Dépôt d'ossements provenant de la fosse commune.

—

Nous, Maire de

Vu la demande formée par M.
demeurant

Vu le décret du 23 prairial an XII ;

Vu l'arrêté municipal du
relatif à la police des cimetières ;

Autorisons l pétitionnaire à faire exhumer des fosses commune du cimetière de
les restes mortels de M.
décédé le
pour être déposés au dépositoire du cimetière de

La présente autorisation devra être remise au conservateur du cimetière, qui demeure chargé de l'enregistrer et d'en surveiller l'exécution.

Fait à en l'Hôtel-de-Ville,
le 188

Le Maire,

XIV

LA NOCUITÉ DES MATIÈRES ORGANIQUES ANIMALES EN DÉCOMPOSITION

Nous avons fait la part des folles terreurs, des spectres soigneusement conservés pour les clicher à propos, de la crédulité et de l'ignorance humaines, dans un problème d'autant plus ardu que le mysticisme religieux et l'éloignement que l'homme éprouve d'instinct pour les sujets tristes l'avaient enveloppé de toutes les obscurités, de toutes les exagérations que l'imagination surexcitée peut enfanter :

Nous avons traité les cimetières à peu près comme si nous craignions réellement pour la vie de nos semblables, et nous avons cru utile d'indiquer de quelle manière on pouvait se débarrasser des gaz réputés malfaisants et des eaux aux apparences menaçantes. Familiarisé comme nous le sommes à présent avec ce milieu, imbu de cette question si intéressante pour la santé publique et si attachante par la difficulté qu'il y a à réagir contre des opinions erronées, que l'on a coutume d'accepter toutes faites, comme des axiomes; éclairé désormais sur le degré de créance qu'il faut accorder aux récits timorés dont de temps à autre nous entendons encore l'écho, nous pouvons nous demander sans surprise pour nous-mêmes, s'il est vrai que les émanations putrides *animales* puissent réellement nous faire courir un danger quelconque! Nous eussions considéré cette proposition au chapitre Ier, comme une énormité. Elle se présente naturellement aujourd'hui à l'esprit, et nous sommes à l'aise pour faire connaître toute notre pensée, puisque nous avons assuré la salubrité des cimetières par nos diverses démonstrations.

Nous croyons très sérieusement qu'il n'y a de dangereux pour la santé publique, dans la corruption des cadavres, que l'action directe des gaz toxiques sur l'appareil respiratoire, et encore cette action est-elle fort douteuse si nous tenons compte de la dispersion immédiate qui se produit dans l'espace. Quant aux microbes de la putréfaction, nous les déclarons innocents des ravages dont on les accuse; ils se contentent de dévorer ce que les autres ont tué.

Nous reportons sur les moisissures seules les charges qui pesaient également sur les deux catégories de germination microscopique. Ces moisissures ne sont pas un produit immanent de la putréfaction animale, mais bien une poussière vivante qui s'est détachée des amas végétaux en fermentation, emportée et répandue dans l'atmosphère par la vapeur d'eau dégagée des foyers en activité.

Le corps humain se nourrit par la digestion des aliments introduits dans l'estomac, et aussi par le contact, c'est-à-dire par l'absorption directe. Partant, les milieux ont une influence physiologique considérable sur l'individu. Les boucheries, par exemple, sont éminemment favorables aux anémiques ; il se dégage des viandes fraîches des éléments d'une ténuité inouïe dont la sapidité est à peine dénoncée, qui,déposés sur l'épiderme ou conduits dans les bronches par la respiration, s'appliquent sur les tissus et pénètrent par endosmose dans l'organisme auquel ils apportent la richesse de leur constitution. Par un phénomène analogue, nous absorbons les poussières nuisibles et les émanations délétères de l'industrie, les miasmes endémiques et cette poudre d'or que nous voyons quelquefois danser dans un rayon de lumière et qui est composée autant d'embryons fécondés que de molécules inertes.

C'est ainsi que les infusoires et les moisissures envahissent notre individu, et, selon que celui-ci est plus ou moins robuste, sont digérés et assimilés à notre masse ou étendent leurs déprédations, et par leur multiplication amènent la mort du sujet incapable de les réduire. L'un des deux doit être la proie de l'autre. C'est une lutte d'estomac pour l'homme ; de reproduction pour les mousses éminemment indigestes. Ce dualisme est surtout sensible pendant les périodes épidémiques, où les premières victimes sont en général celles qu'une cause étrangère à déjà affaiblies et pour ainsi dire marquées pour la faux.

Dès que nous sommes abattus, tous les germes animés qui se trouvent en nous croissent, pullulent, surgissent de toutes parts jusque dans les parties les plus reculées de notre corps ; alors des plaques de moisissures, des couches de cryptogames apparaissent, colorant l'épiderme de teintes indéfinissables, tandis qu'à l'intérieur des myriades de vers éclosent et grouillent dans les parties charnues, s'emparant de la cellulose et facilitant l'écoulement des sérosités.

A ce moment, le rôle de ces derniers commence ainsi que celui des oxydations, mais celui des végétations agames est relégué au second plan ; elles ne sont plus assez actives. Avec la disparition de l'ensemble des conditions qui les avait fait naître, ces premiers rongeurs succombent souvent sans arriver à l'état d'insectes parfaits ; ils font place à des vers d'une autre catégorie, appelés eux aussi par une harmonie indispensable ; ils disparaîtront de même pour être à leur tour remplacés par d'autres individus propres à chaque degré de putréfaction. Cela durera jusqu'à ce que nous ayons rendu à la terre ce que nous pourrions appeler la partie molle de nous-même ; à moins que la fermentation putride s'arrêtant faute d'oxygène, la combustion lente avec laquelle est détruit tout principe animé ne reprenne l'œuvre interrompue et n'achève de consumer le cadavre, ou que la momification de celui-ci ne soit amenée par l'intervention de divers agents pris dans les domaines physique, hydrologique, minéralogique, intervention constatée bien des fois, sans que pourtant la mesure de l'action, pour chacune de ces influences, ait jamais été déterminée.

Les responsabilités de chacun sont ainsi réparties. Mais si le danger que font courir les moisissures n'est pas le fait de la putréfaction animale, si les exhalaisons même de celle-ci ne sont pas nuisibles, que reste-t-il donc de la doctrine sur la nocuité des cimetières ? Elle a vécu.

Nous reprendrons tantôt cette discussion pour la compléter ; il nous faut auparavant revenir sur le passé pour nous occuper de ce qu'on pensé avant nous divers auteurs, de l'empoisonnement de l'air par la fermentation putride animale.

Nous ne rééditerons pas les écrits pessimistes des savants qui, avant 1789, s'étaient effrayés des suites que pouvaient avoir pour l'hygiène les déplorables mé thodes d'inhumation alors en usage, mais nous croyons devoir faire connaître quelle était l'impression de ceux qui les ont suivis. Nous citerons d'abord Voltaire. La parole du grand philosophe est de celles qui sont partout à leur place ; si elle ne doit rien nous apprendre de technique, elle sera du moins pour nous le critérium des appréciations mondaines du XVIIIe siècle.

« Les maladies contagieuses produites par les vapeurs s'écrie-t il, sont innombrables. Vous en êtes les victimes, malheureux Welches, habitants de Paris : Je parle au pauvre peuple qui loge près des cimetières. Les exhalaisons des morts remplissent continuellement l'Hôtel-Dieu ; et cet Hôtel-Dieu, devenu l'hôtel de la mort infecte le bras de rivière sur lequel il est situé. O Welches, vous n'y faites nulle attention, et la dixième partie du petit peuple est sacrifiée chaque année, et cette barbarie subsiste dans la ville des Jansénistes, des financiers, des spectacles, des bals, des brochures et des filles de joie (1). »

(1) VOLTAIRE, *Dictionnaire philosophique*, art. Air.

Après Voltaire, l'homme du monde, l'orateur, Berzélius le savant chimiste : « Les combinaisons fétides, dit-il, dont l'énergie délétère et terrible est malheureusement trop *prouvée*, appartiennent à un autre ordre de corps que les produits connus de la putréfaction et contiennent une matière plus divisée, plus fugace, qui échappe aux physiciens et constitue la matière active de ces fluides dangereux. »

Il est à remarquer que Berzélius est abusé lui aussi par les *combinaisons fétides, ordre de corps délétères* qui lui sont inconnus, parce qu'il ignore la théorie des ferments qui immortalisera plus tard Raspail et Pasteur, et auquel il attribue la plupart des accidents dont il a été le témoin. Ce ne sont plus les gaz qui tuent, c'est une matière plus *divisée* et plus *fugace* dont l'analyse lui échappe.

Le docteur Riecke de Stuttgard (1), est d'avis « que les vapeurs s'exercent surtout sur l'organe de l'odorat et s'introduisent ensuite à la manière d'un ferment dans les organes respiratoires et le cerveau où elles sont absorbées. » Il croit que les cimetières sont des foyers de maladies. Sa théorie sur la manière dont se produit l'infection peut être retenue ; c'est aussi notre avis que l'infection des maladies contagieuses se fait par inspiration, mais elle peut avoir lieu encore autrement, et ce qu'il est important de préciser c'est moins la manière dont se communique le mal que l'agent qui le crée.

Tardieu (2) admet que les grands amas de cadavres

(1) Riecke. *L'influence des émanations putrides des cimetières sur la santé de l'homme.*

(2) Tardieu, *Des Voiries et Cimetières.*

constituent un danger public ; il cite Thucydide, Diodore de Sicile, Tite-Live, Galien, saint Augustin, Forestus, Jean Wolf, Roger, Ambroise Paré, l'abbé Rosier, Maret, Navier, Viq-d'Azyr, etc., à l'appui de sa thèse, et ses recherches ainsi que le fait qu'il rapporte lui donnent raison, au point de vue étroit auquel la plupart de ses arguments placent le débat, c'est-à-dire, que les gaz toxiques suffisent même sans germes organiques en suspension, à rendre l'air irrespirable dans un espace donné, tel l'intérieur d'un caveau. Ceci est-il encore vrai au milieu des courants atmosphériques, et les cheminées d'usines qui crachent leur fumée à jet continu sur nos villes ne sont-elles pas autrement nuisibles dans ce même ordre d'idées? Tardieu était pourtant fort compétent de ces choses, mais soit qu'il ait manqué de hardiesse, soit que talonné par les délais il se soit hâté de faire son travail, Tardieu a laissé son œuvre incomplète. Il s'est contenté de faire de l'érudition et d'exposer ensuite une théorie personnelle sur le danger des émanations en général. C'est ce qui l'a mis dans la nécessité d'accepter un peu légèrement les convictions d'autrui ; sans cela, il n'eût pas appuyé ses raisonnements sur les récits des savants d'autrefois qui ne connaissaient aucunement la composition des *« vapeurs malignes »*, auteurs de tout le mal, s'étonnaient de voir des fossoyeurs succomber dans d'immenses charniers d'où l'air avait complètement disparu, et attribuaient une maladie épidémique à la carcasse d'une baleine abandonnée sur le rivage ou au voisinage d'un champ de bataille, parce que le spectacle en était affreux et que cela sentait mauvais.

Ramazzini, sous l'impression de vagues terreurs sans doute, prétend même que les fossoyeurs ont la face livide, l'aspect triste et qu'ils ne deviennent pas vieux.

Voilà ce que disaient hier nos contemporains, ce que répètent aujourd'hui ceux qui ont un intérêt quelconque à faire un épouvantail des champs de repos, qui, dupes d'une apparence trompeuse, acceptent de bonne foi les études d'un autre âge, ou ceux encore qui émus par la douleur d'autrui, ne pouvant dompter les sentiments de tristesse dont ils sont envahis, vibrants de sensibilité, s'affectent des moindres incidents, sont choqués par une opération funèbre, souffrent dans un cercueil heurté, sont agacés par un verbe trop élevé et font subir les inconséquences de leur névrose au lieu de désolation, cause indirecte et silencieuse de leur surexcitation nerveuse. Nous sommes surtout impressionnistes, pour nous servir d'un mot à la mode : l'aspect de la pourriture répugne, blesse, révolte, c'en est assez pour que l'opinion, prompte à s'alarmer, l'accable de tous les méfaits dont une chose désagréable est capable.

L'opinion a horreur du laid, du repoussant, plus que la nature n'a « *horreur du vide* » Le spectacle a donc le défaut de ne pas plaire, d'éveiller des idées lugubres, de même que l'objet a tort d'être difforme ou l'homme d'être infirme. L'irrégulier, l'affreux et le funeste, ou si vous voulez la misère, la hideur et la souffrance provoquent les pierres, le rire, le dédain ou une pitié insultante. L'intelligence n'a rien à voir dans ce mouvement irréfléchi et spontané des sens; il est au-delà du raisonnement. Le nombre croissant des exceptions à la règle donnée ne fait que marquer les étapes du progrès.

Peut-être un jour maîtriserons-nous davantage nos impressions ou nous en défierons-nous; pour l'heure, nous revenons peu à peu sur notre crédulité première et nos timidités natives, l'esprit de contrôle est entré dans nos mœurs, grâce à un commencement d'émancipation morale, et nous ne craignons plus de scruter la tradition et de vérifier l'histoire. Cette initiative et ce travail méthodique ont fait marcher le progrès d'un pas inaccoutumé, et il semble déjà que l'on parle de temps légendaires lorsqu'on recule seulement de quelques siècles. Il y a loin de la science pratique de Tardieu, dont nous avons critiqué le travail, à cet Ambroise Paré, orgueil de son temps, qui pansait les blessures faites par l'artillerie avec une souris grillée et dont cependant ledit Tardieu invoquait si légèrement tantôt le témoignage!

Nous nous sommes interrompu, il y a un instant, pour donner la parole aux derniers adversaires de notre système; nous allons continuer maintenant notre démonstration avec plus de liberté.

En 1814, 4000 chevaux tués sur le champs de bataille de Paris, demeurèrent couchés sur l'arène pendant quinze jours, en pleine fermentation, cuisant au soleil, fumant sous la pluie, confiant au vent leur puanteur; aucun rapport n'a signalé la naissance d'une épidémie, aucune plainte n'a dénoncé cet incommodant voisinage comme l'auteur d'une catastrophe, et lorsque M. de Darcet fit brûler ces carcasses d'animaux par ordre du gouvernement, aucun des ouvriers employés à leur manipulation ne tomba malade. On peut opposer ce fait récent aux événements de jadis.

Eisenmann (1) émet hardiment que c'est un préjugé d'éloigner des villes les cimetières, les abattoirs et les voiries, attendu que les vidangeurs, les équarrisseurs, les fossoyeurs, les boyaudiers, les corroyeurs, les boueurs, etc., ne se ressentent aucunement de leur déplaisante besogne. Nous pensons comme lui, sauf sur un point, « les voiries », et encore ne visons-nous dans cette réserve que les immondices vulgairement appelées « tas d'ordures » ; si les ouvriers ne souffrent pas plus que nous de ceux-ci, c'est que s'il est vrai qu'il sont chargés de les enlever, comme eux nous vivons au milieu de leurs petites éminences et, le mal nous étant commun, nous ne nous en apercevons pas.

Darcet, Parent-Duchatelet, Waren, Labaraque sont d'avis que les émanatious qui se dégagent des matières animales en décomposition ne sont pas nuisibles à la santé.

Miquel, à la suite de nombreuses expériences de laboratoire, a acquis la certitude que la *vapeur d'eau* qui s'exhale des masses organiques animales en pleine fermentation putride est d'une pureté absolue, à la seule condition que la substance putréfiée soit dans un état d'*humidité* comparable à celui du sol puisé à quelques décimètres de profondeur (2).

(1) *Annalen der Staats-Arzneikunde.*

(2) Comme application de ce principe on remarquera que dans les salles de

C'est là une affirmation capable de renverser bien des rapports basés le plus souvent les uns sur les autres ou sur des études superficielles. Pourtant la cause se plaide elle-même, par le côté pratique; voyez ces corbeaux, ces vautours, ces chiens qui se repaissent de viandes corrompues; aucun n'est incommodé de cette ingestion. Est-ce que les amateurs de gibier faisandé éprouvent quelque malaise après avoir satisfait leur gourmandise? et ce gibier faisandé est-il autre chose que de la viande trop longtemps mortifiée, dont l'odeur caractéristique annonce un commencement de putréfaction? le venin terrible de la vipère, du crotale, de divers autres animaux ne fait aucun mal s'il est ingéré; on a sauvé beaucoup de blessés par la succion des plaies faites par les reptiles. Mais ce serait tout autre chose si l'on introduisait dans la poche stomacale des légumes tarés, ou des champignons comestibles trop vieux; les nausées, les tranchées, les vomissements, la diarrhée, etc. en seraient la conséquence la plus inévitable et la plus bénigne.

Nous avons dit que les carnassiers se nourrissaient de chairs gâtées, mais est-il un herbivore qui oserait paître un trèfle seulement avarié? Point. Il mourrait de faim avant que d'y toucher. Les animaux eux-mêmes tracent la ligne de démarcation entre les deux genres de fermentation: d'un côté, tout à craindre, de l'autre, rien à redouter.

Veut-on d'autres preuves au grand jour de la vénénosité des matières végétales putréfiées? Prenons

dissection et à la Morgue, l'eau est abondamment répandue et coule continuellement à cause des corps qui doivent y séjourner un certain temps.

toutes les côtes basses envahies par les eaux sur tous les continents, et avec elles nous verrons s'avancer tout le sinistre cortège de fièvres que l'on appelle vomito négro, fièvre jaune, fièvre paludéenne, etc. Sur la terre ferme, d'où proviennent la peste, la lèpre, le choléra, le typhus? De la malpropreté, des germinations innommées et soudaines qui dans les pays chauds éclatent simultanément sur chaque point où se trouve un immondice, un tas de boue, une scorie, ou une poignée de débris. Cette version paraitra sans doute audacieuse, mais en y réfléchissant on verra par le classement même des maladies infectieuses que les unes, comme la fièvres typhoïde, la variole, l'angine couenneuse, la teigne, la morve, et nous ajoutons le choléra, en dépit du microbe de Koch (1), provenant de miasmes d'origine végétale sont épidémiques, tandis que la rage, la syphilis, la tuberculose, la pustule maligne etc..., qui ont pour cause une infection animale, ne le sont pas. On est toujours hardi, lorsqu'on sort des sentiers battus et que l'on va plus vite que les autres; Jenner et Pasteur ont été hardis en donnant au monde l'antidote de la variole et de la rage ; demain sera plus hardi qu'aujourd'hui, car il trouvera celui de toutes les maladies qui ont pour cause un agent animé, qu'elles soient épidémiques, virulentes ou contagieuses. Encourageons tous ceux qui essaient de sortir de l'ornière où les cahots nous attardent.

Nous digérons mieux les aliments animaux que les

(1) Le microbe peut bien trouver dans un individu un milieu favorable à son existence, transmettre au besoin la maladie, sans qu'il en soit pour cela la cause initiale et exclusive.

végétaux, ce n'est pas à discuter, c'est pourquoi nous n'éprouvons aucun mal de l'ingestion des bactéries et pourquoi aussi nous n'avons pas en général assez d'énergie vitale pour ne pas succomber aux assauts constants de l'envahissement cryptogamique, dont la rapidité prodigieuse du développement est une arme offensive irrésistible. Les ferments artificiels eux-mêmes sont un danger; ceux qui vont habiter les pays où l'on ne consomme que de la bière risquent d'être atteints de fièvre typhoïde.

Nous avons dit ce qu'il fallait penser de la pourriture animale; les gaz toxiques répandus dans l'atmosphère se perdent ou bien n'ont qu'une influence secondaire sur l'individu; les germes ingérés sont digérés; ceux qui sont en suspension dans les établissements de charité peuvent amener « la pourriture d'hôpital » c'est vrai, mais ce n'est que par leur dépôt sur des blessures ouvertes. Ni les uns ni les autres n'amènent de maladie ayant un caractère contagieux.

Est-ce à dire que les animalcules ne jouent aucun rôle dans l'œuvre de mort accomplie par les mousses et les lichens? Nous avons développé plus haut les fonctions que chacun remplit. C'est la moississure qui amène la paralysie, l'atonie, la faiblesse du sujet, mais les infiniment petits de toute espèce et de tout genre en consomment la ruine. Ce sont les alliés de la dernière heure.

Nous exceptons de notre théorie la transmission des bacilles de sujet à sujet par incision, lésion, déchirure de l'épiderme ou contact des muqueuses; cette infection par inoculation directe fait l'objet d'une classification spéciale, celle des virus, dont nous n'avons pas à nous occuper ici.

Il est tout naturel que l'on s'en soit rapporté, dès le début, à ces apparences dont nous avons tout à l'heure parlé comme ayant eu une influence capable de dérouter les savants. A peine si la corruption des végétaux, les fumiers, le cloaque, les balayures, la saleté et la crasse se trahissent par des odeurs fades ou aigres avec dégagements d'acide carbonique et quelquefois d'ammoniaque, en somme très peu de gaz toxiques. Des essaims de moucherons de toutes dimensions voltigent au-dessus des mares ou des lieux souillés, sans bruit comme sans but apparent, en même temps que les moustiques avides de sang s'éloignent du lieu de leur naissance au son de leur claire fanfare. Rien de propre, rien de gai, rien d'engageant, c'est juste, mais aussi rien de terrifiant. Par contre, la pourriture des chairs répand des torrents de gaz infects; nous en avons donné la nomenclature. La vue et l'odeur d'un amas de viande en putréfaction active, sont le dernier mot de l'écœurement et du dégoût ; il est impossible d'être saisi par ces émanatious fétides, pénétrantes et nauséabondes, sans immédiatement se boucher le nez et la bouche dans la crainte d'être suffoqué ; il est impossible de regarder longtemps ces lambeaux déchiquetés qui semblent se mouvoir sous le ruissellement des vers ; et l'on recule d'autant plus volontiers qu'autour de nous, la mouche à viande, la mouche sarcophagienne, la mouche dorée, bourdonnent, cherchant sur notre peau l'endroit où elles doivent déposer leurs œufs et nous inoculer le charbon. On devait infailliblement s'y tromper, la fermentation putride animale qui est notre partage final et que nos sensations et un vague sentiment de défiance nous dénonçaient comme coupable, devait être accusée d'empoisonnement aux lieu et place de la fermentation végétale. Comme nous le disions au commencement, elle a le tort d'être d'un aspect immonde et de sentir mauvais.

Sachons distinguer entre les deux natures de microgermes, ceux qui portent avec eux la mort et ceux dont l'hygiène suffit à nous préserver. Ne jugeons pas du degré de nocuité des émanations par l'intensité des produits gazeux odorants, ce serait là une grande méprise, car si les exhalaisons des gaz toxiques sont caractéristiques, nos sens ne sont pas affectés des œufs invisibles et des spores de moisissure qui voyagent dans l'espace.

Ramazzini, avons-nous dit, a avancé que les fossoyeurs étaient blêmes, languissants et que leur vie était courte. Ceci pouvant être la conséquences de causes morbides indépendantes de celles que nous avons étudiées, nous ne pouvons répondre que par des faits.

Nous savons déjà que les employés du cimetière de Plainpalais (Genève) ont vécu trente années, dans l'établissement, mais nous avons constaté dans d'autres cimetières de France et de l'étranger que les fossoyeurs jouissaient d'une santé au moins égale à celle de la moyenne des autres travailleurs, et en tout cas de beaucoup supérieure à celle des ouvriers de la plupart des usines dont le personnel est confiné dans des appartements fermés, brûlé par les foyers ou intoxiqué par les produits chimiques. Les cas de longévité y sont aussi communs qu'ailleurs, et ces dernières années il est mort à Marseile, dans l'exercice de ses fonctions, un portier du cimetière Saint-Pierre, âgé de plus de quatre-vingt-deux ans.

Il y a plutôt à remarquer parmi ces hommes qui vivent depuis quelque temps dans le champ des morts, la naissance de deux penchants, la mélancolie et, c'est regrettable à dire, l'ivrognerie. Cette double éclosion est en raison de la différence des natures; l'exaspération des sentiments, chez les uns se traduit par l'affinement de la pensée, l'absence d'idéal chez les autres engendre l'abrutissement par excès de réalisme. Le premier tourne à l'apôtre, le second descend vers la bête. C'est, si l'on veut, une maladie.

Un épisode pour terminer ce chapitre :

Pendant la période cholérique de 1884, alors que la mortalité à Marseille s'est élevée à plus de cent cinquante décès par jour sur une population dont la moitié avait été disséminée par la peur sur les départements limitrophes, il n'est mort que deux fossoyeurs au cimetière Saint-Pierre, et encore ces deux ouvriers étaient-ils coupables, l'un d'imprudence, l'autre d'intempérance. Il fallait évidemment qu'ils eussent manqué d'une manière quelconque aux règles de l'hygiène, car rarement le choléra a frappé ceux qui les observaient. En effet, malade, atteint à l'époque d'une gastro-entérite qui mit souvent ses jours en danger, ne vivant d'abord que d'aliments solides légers et enfin, ne digérant plus que du lait, celui qui écrit ces lignes a vécu jour et nuit au milieu des tombes pendant les trois mois qu'a duré la terrible maladie, sans en sortir une heure, car il fallait à tout prix soutenir le courage des hommes en ce moment aussi nombreux que difficiles à recruter. Il a survécu malgré sa faiblesse physique et sa prédisposition aux accès cholériques; il est vrai qu'à ce jeu-là, il a perdu une santé jusque-là sans hypothèque, mais il valait la peine que l'expérience fût faite. Et, puissance de la tradition, influence des apparences, tandis que dans le champ funèbre tous faisaient leur devoir, nul autre que les employés n'osait s'y aventurer, partout le silence et l'isolement, plus de suite aux convois, plus de visites de familles, personne dans les allées de cyprès; seuls les corbillards et les fourgons arrivaient à la file. Tous fuyaient ce lieu déshérité où l'on ensevelissait les victimes de l'épidémie, où l'on touchait du doigt ses ravages! Ceux qui n'avaient pas quitté la ville n'osaient pas venir jusque-là; et si quelques-uns plus hardis que les autres se risquaient parmi nous, ils en paraissaient tout fiers. On a oublié plus tard, au printemps suivant, quand les haies ont fleuri, les actes d'abnégation et d'héroïsme de ceux qui accomplissaient sans bruit au cimetière leur tâche ingrate; ils étaient trop loin des yeux. Et puis ces hommes du cimetière ne doivent-ils pas se ressentir un peu de l'aversion naturelle que chacun ressent pour la mort! Pourquoi travaillent-ils là dedans, après tout? ne peuvent-ils pas faire un autre métier? On s'éloigne instinctivement des êtres qui vivent au milieu des sépulcres, comme s'ils avaient indirectement contribué à faire périr ceux dont ils ont mission de surveiller la dernière demeure, et l'on chasse de sa pensée ces humbles employés, dont les tristes fonctions empreignent sur leur visage un masque de morne résignation, et dont les sourires semblent comptés. Hélas! il est plus difficile pour eux de vaincre ces appréhensions inconscientes que de gagner la croix.

En somme, le danger n'était plus grand à Saint-Pierre qu'ailleurs que par les exhalaisons qui s'échappaient des cercueils pendant l'inhumation, surcroît de miasmes dont on ne jouissait pas sur un autre point, mais le péril eût-il été encore plus sérieux, les dévouements se seraient trouvés à la hauteur des situations et des responsabilités.

Les preuves sont faites.

Nous avons fait pendant cette lugubre période qui, on le sait, comprend tout un été, une bien singulière remarque ; les oiseaux avaient déserté les points contaminés, ils avaient fuit la cité et les agglomérations suburbaines, comme on fuit des lieux empestés. Au cimetière quelques-uns voletaient dans les endroits élevés comme pour protester de la frayeur des hommes. Ils ne l'ont jamais complètement quitté. Ces petits animaux souffraient-ils du choléra, en étaient-ils frappés ? la maladie avait-elle supprimé le moucheron dont se nourrit le martinet, et le moineau franc ne trouvait-il plus dans la rue, ou sur les arbres sa coccinelle, ou son grain de chaque jour ? Ces hôtes familiers de nos toits pressentaient-ils un danger en voyant nos concitoyens abandonner leurs demeures, ou bien, comme à l'approche d'une tourmente, percevaient-ils dans l'atmosphère une vibration inaccoutumée ? Se sentaient-ils gênés dans leur vol par quelque chose d'inconnu qui s'attachait à leur duvet, ou devinaient-ils dans l'espace ces microbes dont nous avons tant ri, après en avoir tant pleuré ? qui le sait ? Pourtant, l'une de ces hypothèses est probable, l'air tout aussi bien que l'eau servant de véhicule à des germes ainsi qu'à des organismes infiniment petits arrivés à l'etat parfait, et la subtilité des sens étant chez beaucoup d'animaux plus développée que chez l'homme.

En tous cas, ces passereaux ont affirmé par leur présence au milieu de nous, qu'ils estimaient l'air du cimetière respirable autant et plus que celui des promenades intérieures de la ville.

Nous avons constaté plusieurs fois, à la même époque, de véritables pluies d'éphémères, de papillons et de tipulides de tout genre, dont quelques-uns étaient à peine visibles pour nous ; quoi d'étonnant que les mêmes phénomènes se soient produits pour des schizophytes cent fois, mille fois, dix mille fois plus petits, mais encore sensibles pour l'œil extraordinaire de l'hirondelle qui, selon Toussenel, distingue un cousin à cinq cents pas, et qu'à son tour effrayée de cette invasion celle-ci ne soit partie à tire-d'aile.

Nous offrons ce nouveau champ d'étude aux savants spécialistes qui ont fait des maladies épidémiques le sujet principal de leurs doctes recherches.

XV

CONCLUSIONS

Notre théorie sur le rôle des germes flottants de l'atmosphère par rapport au corps humain, germes dont la puissante intervention ne se révèle qu'après le décès à nos yeux impuissants et épouvantés, a, nous l'espérons, levé les derniers doutes sur le peu de danger que présente le voisinage d'un cimetière, et l'inopportunité de leur trop grand éloignement ainsi que de toute mesure vexatoire.

C'est à tort que l'on s'est plaint de l'enterrement et de la mise au tombeau.

Quelque chimérique que soit l'infection de l'air par le fait de la reprise des fosses communes ou l'ouverture des caveaux, il est néanmoins nécessaire que l attention se porte spécialement sur ces deux opérations, lesquelles sont généralement négligées, par cette raison dominante qu'il faut toujours compter avec l'habitude et l'ignorance, et qu'en l'état des esprits alors que beaucoup de gens, s'obstinent et s'obstineront pendant longtemps encore à croire à la réalité d'un mal problématique, il est bon de ne pas brusquer les croyances populaires ; nous ne devons pas oublier, en tous cas, que des hommes doivent pénétrer dans les caveaux funèbres où les gaz toxiques se sont condensés et que d'autres vivent continuellement sur la fosse commune. C'est pourquoi il faut quand même prendre toutes les précautions, s'entourer de tous les moyens pour calmer l'effroi des masses, cela ne devrait-il servir qu'à donner le temps aux vérités que nous enseignons de faire leur chemin.

Quelque sûr du reste que nous soyons de nos résultats, nous devons nous défier et faire la part de l'inconnu, de cet abîme qui, souvent confond notre science, déroute nos prévisions, et nous rappeler que nous sommes en présence de quantités particulières ayant une foudroyante rapidité de transformation, une fécondité stupéfiante ; d'autre part, les conséquences et les responsabilités d'une omission ou d'une erreur nous paraissent trop redoutables pour les encourir. Par suite, malgré que dans le cours de cet examen nous ayons trouvé l'eau saine et l'air pur, et démontré que ces deux grandes sources de la vie ne pouvaient être viciées du fait d'établissements d'utilité publique, contre lesquels se sont amassées tant de rancunes inconsidérées et d'inquiétudes puériles, nous n'hésitons pas à dire qu'il serait peu sage d'abandonner toute pratique de désinfection, ne serait-ce que comme mesure générale d'ordre et pour dissimuler ce que les émanations et opérations diverses peuvent avoir de rebutant.

Ces diverses considérations nous ont conduit à résumer dans trois articles aussi concis que clairs notre manière de voir :

1° Les cimetières ne présentent pas pour l'hygiène des villes ce que l'on peut véritablement appeler un danger, c'est-à-dire qu'ils ne sont pas une cause absolue d'infection. Les difficultés sanitaires qui en procèdent ne sont pas plus impossibles à vaincre, que celles qui prennent leur origine dans d'autres milieux similaires où se dégagent également des miasmes provenant de la décomposition des matières animales, tels que les hôpitaux, écoles, prisons, casernes, abattoirs, tanneries, vidanges, fabriques de chandelles, de margarine, ateliers d'équarrissage, etc.

2° Ils sont certainement, et de beaucoup moins menaçants pour nos cités que les quartiers mal aérés, les rues mal pavées, les cours intérieures, le ruisseau, l'égoût, les rebuts de ménage, les dépôts d'immondices, les cloaques, les tas de fumier, tous lieux de fermentation de matières végétales.

3° Leur salubrité dépend entièrement des capacités administratives des municipalités qui, en l'état de nos lois et des progrès acquis, n'ont aucune excuse pour ne pas l'assurer.

XVI

PROJET D'ARRÊTÉ

Nous avons cru devoir terminer ce travail par un projet d'arrêté que l'édilité de chaque commune pourrait adopter, en totalité ou en partie, selon que les habitudes et les mœurs des habitants le demanderaient, que les dimensions du cimetière s'y prêteraient ou que les ressources budgétaires le permettraient :

Nous, maire de :

Vu les lois des 16-24 août 1790 ; 19-22 juillet 1791 ; 18 juillet 1837 ; 24 juillet 1867, et 4 avril 1884 ;

Vu les décrets du 23 prairial an 12 ; 4 thermidor an 13 ; 18 mai 1806 ;

Vu l'ordonnance du 6 décembre 1843 et 1er janvier 1844 ;

Vu la circulaire de M. le ministre de l'Intérieur du 30 décembre 1843 ;

Vu les divers arrêtés rendus sur la matière par l'administration municipale de cette ville et les délibérations du Conseil municipal en date des....,

Vu les articles 257, 360, 437 et 471, du Code pénal ;

Considérant que le culte des morts a augmenté d'intensité en raison de l'élévation du niveau moyen de la culture des esprits et de la prospérité publique ; que dans ces conditions chacun désirant affirmer le souvenir qu'il a gardé de la mémoire de ses proches, et le respect qu'il porte à leurs restes par des manifestations matérielles sur leur sépulture, il est nécessaire de veiller à ce que les cimetières ne soient pas encombrés par les objets d'ornementation, et de préciser les droits de chacun dans un intérêt général ;

Considérant, qu'il importe que la construction des caveaux de famille soit faite dans de bonnes conditions ; que dans cet ordre d'idées il faut que les entrepreneurs présentent au recours de la ville et de chaque citoyen des garanties suffisantes, tant morales que matérielles ;

Voulant réunir en un seul corps les diverses dispositions éparses des actes sus-visés, relatives à la surveillance des inhumations et des cimetières, et y ajouter ce que l'expérience a fait juger nécessaire à leur complément pour que la règlementation de ces champs de repos soit en harmonie avec les besoins du service et réponde aux justes exigences du public.

ARRÊTONS :

TITRE I. — Mesures d'ordre intérieur et de surveillance.

1°. — L'ouverture des cimetières est fixée invariablement à 7 heures du matin pour tous les jours de l'année.

Leur fermeture aura lieu :
A 5 heures, en janvier, novembre et décembre ;
A 6 heures, en février, mars, septembre et octobre;
A 7 heures, en avril, mai, juin juillet et août.
Par exception, ils resteront ouverts jusqu'à 5 heures 30 minutes, du 1er au 7 novembre.

2°. — Une demi-heure avant l'heure fixée pour la fermeture du soir, et après une sonnerie spéciale des cloches, il ne sera plus donné de renseignements dans les bureaux, et les visiteurs seront invités à se retirer.

3°. — La fixation des heures des convois devra être combinée de manière à permettre l'arrivée au cimetière 30 minutes avant l'heure de la fermeture des portes.

4°. — Défenses sont faites de circuler en dehors des allées et sentiers, d'escalader les grilles qui entourent les monuments funèbres, de monter sur les arbres et les tombeaux et de s'asseoir sur le gazon. Il est également défendu de pousser des cris ou de troubler d'une manière quelconque le recueillement des visiteurs ; d'enlever ou déplacer les objets déposés sur les sépultures ; de couper, arracher ou détériorer les arbres, arbustes et fleurs ; de fumer dans les cimetières ; d'y déposer des ordures et d'y commettre aucun acte de nature à porter atteinte au respect dû à ces champs de repos, sous peine d'être expulsé par les agents de l'administration sans préjudice des poursuites de droit.

5°. — L'entrée des cimetières sera interdite aux gens ivres, aux marchands ambulants, aux enfants non accompagnés, à ceux qui seraient suivis par des chiens ou autres animaux, enfin à toute personne qui ne serait pas vêtue décemment.

6°. — L'administration n'acceptant pas la responsabilité des vols qui pourraient se commettre au préjudice des familles, celles-ci devront éviter de rien déposer sur les tombes qui puisse tenter la cupidité.

7°. — Tous chariots, brouettes, paniers, etc., seront visités à l'entrée et à la sortie ; toute personne convaincue d'emporter sans autorisation régulière, un objet provenant d'une sépulture ou des outils appartenant aux chantiers sera mise immédiatement à la disposition de l'autorité compétente.

8°. — Nul ne pourra faire dans l'intérieur des cimetières, aux visiteurs ou aux personnes qui suivent les convois aucune offre de service ou remise de cartes. Il est de même interdit à tous agents municipaux, tant des services intérieurs qu'extérieurs et à ceux de la compagnie dite des pompes funèbres d'entretenir des sépultures et de faire la propagande en faveur de tiers pour la construction de monuments funèbres ou la vente d'objets d'ornementation, sous peine de révocation immédiate, indépendamment des poursuites de droit. Lesdits agents ne pourront recevoir du public aucune rétribution, sous quelque prétexte que ce soit; ils ne pourront également prendre en dépôt aucun objet d'ornementation, ni instrument aratoire, afin d'éviter toute cause de discussion et tout soupçon de partialité.

9°. — Aucun objet destiné à être placé sur les sépultures ne pourra être introduit dans les cimetières avant d'avoir été présenté à l'employé de service chargé d'en vérifier la nature et de donner les dimensions du terrain. Ces surfaces seront les suivantes :

En aucun cas, le piquet indicatif des sépultures ne sera arraché.

10°. — Tous monuments, mausolées, croix, grilles, barrières et signes funéraires quelconque ne pourront être placés, déplacés ou transportés hors des cimetières sans une autorisation expresse des familles et de l'administration ou une déclaration détaillée d'un industriel *patenté*. Aucun de ces monments et objets, sauf les monuments sur concessions, ne pourra être peint dans l'intérieur des cimetières. Toutes les croix, barrières et mausolées placés dans les fosses communes devront porter au dos la situation qu'ils occupent en chiffre de 0m,02 de hauteur au moins ; la hauteur de tous ornements destinés aux dits carrés commun ne pourra excéder 2m,25, scellement compris; ils ne devront présenter aucune saillie aiguë ou tranchante et reposer sur des traverses en bois résineux, goudronné ou injecté de longueur suffisante pour pouvoir s'appuyer sur les parties solides des tranchées.

Les noms, prénoms, profession, âge, date de décès, pourront être écrits sur tous objets commémoratifs sans autorisation préalable; toute autre inscription doit faire l'objet d'une demande spéciale à nous adressée.

11°. — Nul ne pourra placer sur les tombeaux ou sur les fosses, des bougies ou des lanternes allumées, ni allumer aucun feu dans les allées. Seront tolérés devant les concessions tous objets d'ornementation qui ne gêneront pas la circulation, ainsi que tous pavages ne présentant pas de saillie, à la condition toutefois que ceux-ci soient distants des caniveaux d'au moins $0^m,50$. Défense est faite de prendre de la terre dans les allés, les passages des fosses communes ou sur les sépultures d'autrui pour planter des fleurs, dépoter des arbustes ou exhausser des barrières. Tous matériaux provenant de l'ouverture des concessions ou de l'entretien des sépultures seront portés dans les allées voisines, afin que ces débris soient plus facilement enlevés par le service du nettoyage.

12°. — Aucun arbre ne pourra être placé dans les fosses communes, sauf derrière les tombeaux en bordure ; les arbustes sur les fosses et les bordures de gazon, sans élévation de terrain dans les passages, c'est-à-dire entre les tranchées, sont seuls autorisés. Les cyprès, tuyas, ifs et autres arbres dits funèbres peuvent être plantés autour des concessions isolées, et seulement derrière les concessions en rang.

13°. — L'usage des fontaines ne sera permis aux industriels, maçons ou jardiniers, que jusqu'à neuf heures du matin seulement et sans qu'ils puissent prendre plus de 10 litres d'eau par voyage.

14°. — La circulation des voitures, charrettes, camions et autres véhicules est interdite dans l'intérieur des cimetières ; toutefois, nous nous réservons de délivrer des autorisations spéciales pour l'introduction des charrettes transportant les matériaux destinés à la construction, à l'ornementation, à l'entretien ou à l'arrosage des tombeaux. Ces autorisations indiqueront les allées que ces charrettes devront parcourir ; les titulaires desdites autorisations seront responsables des dégradations quelconques qu'ils auront occasionnées tant aux constructions, plantations et objets qu'aux chaussées elles-mêmes. Aucun véhicule, même à bras, ne pourra pénétrer dans les terrains où il n'existe pas d'allées. Toute voiture devra se ranger pour laisser passer les convois funèbres ; voitures et corbillards devront aller au pas.

15°. — Nul ne pourra entretenir des sépultures, ni faire aucun travail à l'intérieur des cimetières, s'il ne justifie qu'il appartient à la famille des décédés, qu'il est attaché au service de celle-ci ou enfin qu'il est dûment patenté à cet effet.

TITRE II. — Concessions.

16°. — Il sera délivré dans les cimetières qui ont une surface suffisante, des concessions temporaires, c'est-à-dire de quinze ans et de trente ans, et des concessions perpétuelles.

Le prix des concessions est fixé ainsi qu'il suit :

17°. — Il ne peut être inhumé qu'un seul corps dans les concessions de quinze ans. Les ossements provenant de sépulture en reprise peuvent y être déposés. Ces concessions ne sont jamais renouvelables. Aucun caveau ne peut y être construit ; ce sont seulement des fosses réservées et non des emplacements pour sépultures de famille.

18°. — Les concessions de trente ans, sont indéfiniment renouvelables, au prix d'achat, et peuvent même être rendues perpétuelles dans les cinq premières années de leur délivrance, moyennant le versement de la soulte nécessaire. Si les familles négligeaient de renouveler leur concession à la fin de la trentième année, le terrain concédé ferait retour à la commune; il ne serait cependant repris par elle que deux années révolues après l'expiration de la période pour laquelle il avait été concedé. En cas de renouvellement, ces deux années seront comptées dans la nouvelle concession.

Des caveaux pourront y être établis.

19°. — Il ne peut être inhumé dans une concession trentenaire que les ascendants et descendants du concessionnaire ou de ses ayants droit, ses frères et sœurs et ses plus proches alliés. Nous nous réservons toutefois, selon les circonstances, d'autoriser l'inhumation de parents à un degré quelconque ou de vieux serviteurs.

20°. — Les concessions perpétuelles sont soumises aux mêmes règlements de police que les concessions trentenaires, sauf en ce qui concerne les mesures particulières nécessitées par la durée limitée de celles-ci.

21°. — Les concessions temporaires ou perpétuelles, ne constituant pas des actes de vente et n'emportant pas un droit réel de propriété en faveur du concessionnaire, mais simplement un droit de jouissance et d'usage avec affectation spéciale et nominative, les terrains concédés ne peuvent être l'objet de vente, ou de transactions particulières. Elles ne sont transmissibles que par voie de succession et de partage.

22°. — Les terrains dont la concession aura été donnée seront livrés au concessionnaire par le service intérieur des cimetières sur la représentation d'un titre signé par nous. Les concessions seront occupées à la suite et sans interruption dans les emplacements en morcellement. Le conservateur des cimetières distribuera les numéros d'ordre, l'architecte de la ville demeurant chargé de lui délivrer les terrains au fur et à mesure des besoins.

23°. — Celui qui obtient une concession trentenaire ou perpétuelle sur une ligne destinée à recevoir des caveaux est tenu d'en faire construire un immédiatement; sa concession sera transférée d'office sur un autre point s'il ne se conforme pas à cette décision.

De même, celui qui, ayant obtenu une concession dans un terrain affecté à des fosses particulières, voudrait y faire établir un caveau, recevra d'office le transfert de sa concession sur une ligne de terrain à ce destiné.

24°. — La surface occupée par les murs des caveaux est prise en dehors du terrain concédé, sans pour cela que la ville abandonne ses droits sur l'espace sacrifié.

25°. — En cas de translation d'un cimetière, les concessionnaires ont le droit d'obtenir dans le nouveau cimetière un emplacement égal en superficie au terrain qui leur avait été concédé, au besoin, même de demander à la ville le transfert des corps contenus dans la concession primitive, mais ils ne sauraient exiger le transport des matériaux de construction, quels qu'ils soient, sauf de la pierre dite tombale ou autre objet unique commémoratif.

26°. — Chaque caveau portera un encadrement en pierre dure établi suivant les indications spéciales de l'architecte de la ville. Il sera gravé sur le devant de l'encadrement la nature et le numéro de la concession obtenue et le numéro d'ordre; les fosses particulières doivent porter ces indications sur un piquet en fer ayant hors de terre $0^m,50$ minimum de hauteur.

TITRE III. — Inhumations.

27°. — Les convois entrent dans le cimetière par la porte principale où se trouvent les bureaux de l'administration. Le nombre des portes ne doit jamais être de plus de deux.

28°. — Il est immédiatement fait remise au contrôle du permis d'inhumer délivré par nous, et au verso duquel les familles doivent faire inscrire préalablement les indications concernant la longueur, la largeur, la hauteur, la forme et la nature du cercueil. Ces bulletins seront rigoureusement classés.

Un registre sera tenu pour y relater l'ordre des entrées, les lieux d'inhumation et, à l'occasion, les exhumations et sorties de corps. On trouvera encore, dans les bureaux, un livre indiquant les dates de reprise des tranchées, un livre des réquisitions judiciaires ou de police, un livre du dépositoire, un livre des procès-verbaux d'exhumation, un répertoire alphabétique des concessions par carrés, un répertoire des arrêtés d'exhumation, un répertoire des autorisations municipales pour construction et divers.

29°. — Les fosses destinées aux inhumations dans le champ commun doivent avoir $1^m,75$ centimètres de profondeur ; les cercueils y sont placés l'un à la suite de l'autre, sans jamais être superposés ; ils portent un numéro d'ordre et le millésime en chiffres frappés, sur une plaque de zinc numéro 12 de $0^m,07$ de côté, clouée en tête verticalement.

Cette plaque devra se trouver aussi sur les cercueils destinés aux concessions. Les tranchées sont établies à $1^m,20$ d'axe en axe, de manière à laisser entre elles un passage de $0^m,60$ de largeur; les terres y sont jetées par couches et bien foulées; la premièr couche devra être formée avec de la terre fine. La reprise des tranchées ne se fera qu'après l'expiration de la cinquième année à compter du jour de la dernière inhumation.

30°. — Pour les inhumations dans les concessions, les familles des décédés sont tenues de présenter leurs titres le plus tôt possible au conservateur des cimetières, afin que l'on puisse ouvrir et assainir les tombeaux avant l'arrivée des convois. Une autorisation spéciale indiquant les nom, prénoms et degré de parenté de la personne décédée, devra être signée par le concessionnaire et jointe au dossier.

31°. — Les fosses dans les concessions trentenaires ou perpétuelles sans caveaux, seront creusées au gré des concessionnaires, à la condition que les cercueils se trouveront à $1^m,75$ de profondeur minimum. Pour les fosses trentenaires, aucune inhumation ne pourra y être faite dans les cinq dernières années de leur durée.

32°. — Si par suite d'une difficulté quelconque survenue au dernier moment, une inhumation devait être retardée, le corps pourra être gardé quelques heures dans une salle spéciale. Ce dépôt sera gratuit.

33°. — Afin d'empêcher l'eau de pénétrer dans les caveaux par la porte et les gaz provenant de la décomposition des corps d'en sortir, celle-ci sera scellée de la manière suivante : les joints seront remplis de terre glaise sur tout le pourtour, ils seront ensuite recouverts d'un bourrelet de ciment mélangé à un quart de sable très pur de $0^{m},10$ centimètres de largeur sur $0^{m},04$ de saillie au moins.

TITRE IV. — EXHUMATIONS.

34°. — Aucune exhumation, sauf celles ordonnées par l'autorité judiciaire, ne peut avoir lieu sans notre autorisation.

35°. — La personne qui a obtenu la permission de faire procéder à une exhumation, doit se présenter au conservateur des cimetières, munie de son autorisation, ainsi que du titre de concession et se concerter avec cet agent, lequel fixera le jour et l'heure de l'opération et indiquera toutes mesures d'ordre ou d'hygiène à prendre.

36°. — La fosse ou le caveau d'où un corps a eté exhumé et la fosse ou le caveau dans lequel ce corps a été déposé, doivent être immédiatement fermés après l'opération, le tout en présence du conservateur des cimetières. Si la quantité de terre était insuffisante pour ramener le terrain à niveau dans les fosses communes ou particulières, on sera tenu d'en apporter du dehors afin d'éviter l'inégalité du sol.

37°. — Les exhumations de corps et opérations similaires se feront les jours non fériés, pendant les deux heures qui suivront l'ouverture des portes. Pendant l'été seront seules autorisées les exhumations ayant pour cause la reprise de la fosse commune et les enlèvements du dépositoire.

38°. — Le conservateur du cimetière, dûment commissionné et assermenté comme garde particulier, aura qualité comme officier de police judiciaire pour nous représenter et dressera procès-verbal de toutes les opérations. Dans le cas où un corps serait transporté hors de la commune, ou de cimetière à cimetière dans l'intérieur de la commune, le conservateur sera assisté d'un commissaire de police.

TITRE V. — Dépositoire.

39°. — Un dépositoire est établi au cimetière, à la disposition des familles qui ont l'intention de devenir concessionnaires de sépultures spéciales, qui ont quelques formalités dernières à remplir, ou qui se proposeraient de transférer le corps à bref délai au dehors de la commune. Le dépôt ne pourra avoir lieu que sur la demande présentée par un membre de la famille ou par toute autre personne ayant qualité et en suite d'une autorisation délivrée par nous. L'enlèvement du corps sera soumis aux mêmes formalités et constaté par un procès-verbal.

40°. — Pour être admis dans le dépositoire, les corps doivent être enveloppés d'une couche d'un mélange pulvérulent composé d'une partie de poudre de tan et de deux parties de charbon de bois d'une épaisseur de 0m,06 centimètres; le cercueil aura 0m,025 d'épaisseur et sera de forme dite plate. Si les corps mis dans le dépositoire doivent être transportés, hors de la commune, il y aura lieu de se conformer aux prescriptions de la circulaire ministérielle en vigueur (actuellement celle du 8 août 1859).

41°. — Les corps ne pourront séjourner dans le dépositoire plus d'un an. Si à la fin de ce délai et après une mise en demeure administrative, ces corps ne sont pas réclamés, ils seront placés dans le champ commun, aux frais des familles et sans préjudice de toute taxe due.

42°. — Le dépôt de chaque corps donnera lieu à la perception des droits ci-après :

Le 1er mois..................	30 francs.
2e —	20 —
3e, 4e, 5e et 6e mois, chacun..	10 —
7e mois.....................	20 —
8e —	30 —
9e —	40 —
10e —	50 —
11e —	60 —
12e —	70 —

Tout mois commencé sera dû en entier. Ces droits seront exigibles d'avance. L'enlèvement du dépositoire pourra s'effectuer à toute époque de l'année, à cause des conditions spéciales dans lesquelles les corps se trouvent.

43°. — Les ossements provenant de sépultures en reprise pourront être, sur notre autorisation, placés dans le dépositoire dans un cercueil ordinaire, moyennant le payement d'un droit fixe de 30 francs. La durée de ce dépôt ne pourra excéder six mois, et passé ce délai lesdits ossements seront rendus à l'ossuaire commun, sans autre avis.

Les familles qui désireraient faire une réparation quelconque nécessitant la sortie des cercueils d'un tombeau, pourront, sur notre autorisation, déposer ces cercueils au dépositoire, moyennant le payement d'un droit fixe de 20 francs, par cercueil Le délai maximum du dépôt sera de trois mois. Les corps seront soumis aux conditions sanitaires prévues par l'article 40.

TITRE VI. — TRAVAUX.

44°. — Aucun travail de construction ne pourra être exécuté avant que le plan ou projet de ce travail n'ait été soumis à notre approbation.

45°. — Aucune pierre ne pourra être sciée ni taillée dans les cimetières ; les matériaux de construction devront être apportés à pied d'œuvre absolument finis et les travaux de pose, de ravalement, de polissage et de menue sculpture seront seuls autorisés. Aucun feu ne sera allumé, sauf dans des fourneaux portatifs en tôle de fer, offrant toute sécurité.

46°. — Il est interdit d'encombrer les allées des cimetières, d'y gêner la circulation ou l'accès des fosses par des échafaudages ou des dépôts de matériaux et de laisser sur la voie des débris d'aucune sorte. Les matériaux de construction ne pourront être déposés dans le cimetière qu'en vertu d'une autorisation indiquant l'espace à occuper et le temps que devra durer l'occupation. Les déblais provenant des creusements de tombeaux seront, lorsque l'administration le jugera nécessaire déposés sur tel point qui sera désigné à l'intérieur des cimetières, à moins que le concessionnaire ne puisse les utiliser sur place.

Les caveaux seront bâtis sur massif de béton de $0^{m}50^{c}$ d'épaisseur, coulé en 2 fois et composé de galets menus de roche vive, de mortier de chaux hydraulique et de sable grenu. Les murs auront 0^{m} $40^{c}/^{m}$ d'épaisseur et seront bâtis en moellon de roche vive et mortier de chaux hydraulique. La voûte sera faite en brique de 0^{m} $05^{c}/^{m}$ d'épaisseur posées de plat, renforcée par un ou plusieurs arcs doubleaux en mêmes briques posées également de plat, selon leurs dimensions, et recouverte par une chappe en petit gravier et ciment de 0^{m} $05^{c}/^{m}$ d'épaisseur. Les épaulements seront formés avec le même béton. Les enduits intérieurs et extérieurs seront de 0^{m} 020 c à 0^{m} $025^{m}/^{m}$ d'épaisseur et seront faits au ciment mélangé avec du sable très pur et dosé à raison de 50 pour 100 ; il sera fait un encorbellement de 0^{m} 25 de développement dans tous les angles intérieurs. La porte ou tampon du caveau sera en pierre dure, ainsi que le seuil, le linteau et les piédroits, lesquels auront une feuillure pour la recevoir. L'ouverture sera de 0^{m} 85 de haut pour 0^{m} 85 de large ; elle sera sur le flanc du caveau et non au-dessus. La profondeur du caveau sera uniformément de $2^{m}50$ sous voûte, laquelle affleurera le sol ambiant ; il sera placé entre des canaux d'assèchement en moellons de roche vive recouverts d'une couche de gravier de 0^{m} 25 $^{c}/^{m}$ d'épaisseur, lesquel scanaux seront reliés à un drain central par les soins de l'administration.

Ces caveaux seront intérieurement divisés en cases que l'on fermera en temps utile avec des plaques d'ardoise de $0^{m}05^{c}/^{m}$ d'épaisseur et scellées hermétiquement au ciment. Lorsque ces caveaux seront de dimensions considérables, on construira à l'intérieur des murettes d'appui.

47°. — Tous travaux seront exécutés sous la surveillance des agents de l'administration et la seule responsabilité des concessionnaires. Seront autorisés les dimanches et jours fériés ceux qui par leur nature ne pourront troubler le recueillement des visiteurs.

48°. — Ne pourront être autorisés à construire des caveaux et monuments que les entrepreneurs qui justifieront : 1° de leur qualité de Français et d'électeur; 2° de leur capacité comme constructeurs par la production de certificats d'hommes de l'art, dans la forme ordinairement suivie pour les adjudications de la ville; 3° de leur qualité de patentés en la dite profession.

49°. — Les noms, prénoms et demeure des entrepreneurs et ouvriers devront être inscrits sur un registre ouvert à cet effet dans les bureaux de l'administration, avant de commencer tous travaux.

TITRE VII. — MONUMENTS ET OBJETS ABANDONNÉS DANS LES CIMETIÈRES.

50°. — Les matériaux de construction et objets divers, provenant des tombes à l'expiration des concessions temporaires, ou des fosses communes lors du renouvellement quinquennal des tranchées, seront, au fur et à mesure des besoins du service, transportés en un lieu spécialement désigné dans l'intérieur du cimetière. Deux années révolues après l'expiration des concessions pour les sépultures réservées, et six ans après les dates des inhumations pour les fosses communes, les dits matériaux seront considérés comme appartenant à la ville.

51°. — Les familles auront la faculté de retirer les objets leur appartenant du lieu où ils auront été déposés, et dans l'état où ils se trouveront, moyennant le paiement d'une indemnité pour frais de transport et de conservation, ainsi fixée :

Reprise d'une barrière en bois. . .	1 franc.
— — — fer. . . .	2 —
— — croix en fer.	1 —
— — — pierre. . .	3 —
— d'un mausolée.	5 —
— d'une pierre tombale. . .	15 —
— d'un encadrement.	6 —
— — pied de croix. . . .	15 —
— de couronnes et objets div.	1 —

Ces taxes seront payées à la mairie sur la présentation d'une déclaration visée par le conservateur, avant la mise en possession des objets réclamés.

Le montant en sera versé annuellement au bureau de bienfaisance.

Les objets et monuments non réclamés seront détruits ou employés à l'embellissement des cimetières.

TITRE VIII. — Dispositions subsidiaires.

52°. — Tous autres arrêtés pris jusqu'à ce jour sur le service des cimetières sont et demeurent rapportés.

53°. — Toute contravention aux prescriptions qui précèdent sera constatée dans la forme de droit. Les père, mère, tuteur et patron encourent, à l'égard de leurs enfants, de leurs pupilles ou de leurs ouvriers, la responsabilité prévue par l'article 1384 du Code civil.

54°. — M. le secrétaire général de la mairie,

M. l'architecte de la ville,

M. le commissaire central de police,

M. le conservateur du cimetière, sont chargés d'assurer, chacun en ce qui le concerne, l'exécution du présent arrêté, qui sera publié et affiché, après avoir été soumis au visa de M. le préfet du département de...

N. *le* 18.

BIBLIOGRAPHIE

AFFRE (Mgr). — *Traité de l'administration temporelle des paroisses.*

BROUARDEL (P.). — *Organisation du service des autopsies à la Morgue* (*Annales d'hygiène.* 1878). — *Projet de création d'un nouveau cimetière à Boulogne-sur-Seine* (*Annales d'hygiène.* 1886, tome XVI, p. 289).

CADET DE VAUX. — *Mémoire sur le cimetière des Innocents.* 1783.

CHAMPOLLION. — *L'Égypte et ses hiéroglyphes.*

DULAURE. — *Histoire de Paris.*

FERNEL ET HOULLIER. — *Rapport sur l'insalubrité du cimetière des Innocents.* 1554.

FOURCROY. — *Mémoire sur le cimetière des Innocents.* 1787.

FREYCINET (DE). — *Principes de l'assainissement des villes.* 1870.

GIRALDI (Lilio-Gregorio). — *De sepulcris et vario sepeliendi ritu.*

GUICHARD (Claude). — *Sépultures des anciens.*

HAGUENOT. — *Mémoire sur les dangers des inhumations dans les églises.* 1747.

LEBÈGUE. — *Promenade au Père Lachaise.* 1816.

LEMERY, GEOFFROY ET HUNAULD. — *Rapport sur le cimetière dit des Saints-Innocents.* 1737.

MARET. — *Mémoire sur l'usage d'enterrer les morts dans les églises et dans les enceintes des villes.* 1773.

NAVIER (Toussaint). — *Réflexions sur les dangers des inhumations précipitées, sur les abus des inhumations dans les églises.* 1775.

PANVINIO (Onuphre). — *De ritu sepeliendi mortuos apud veteres christianos, et eorumdem cœmeteriis.*

PARÉ (Ambroise). — *De la Peste.* Œuvres complètes. Edition Malgaigne. Paris, 1840.

PARENT-DUCHATELET. — *Recherches pour déterminer jusqu'à quel point les émanations putrides sont dangereuses.*

PELLIEUX. — *Observations sur les Gaz méphitiques des caveaux mortuaires des cimetières de Paris (Annales d'hygiène publique.* 1849, tome XLI, p. 127*).*

PERROT. — *Essai sur les Momies.*

PRINGLE. — *Observations sur les maladies des armées.*

RAMAZZINI. — *Traité des maladies des artisans et de celles qui résultent des diverses professions.* Paris, 1822.

RICHARD. — *Le véritable guide et conducteur aux cimetières de Paris.* 1836.

ROBINET. — *Sur les prétendus dangers présentés par les Cimetières en général.* 1880.

ROZIER (l'abbé). — *Observations de Physique.* 1773.

TARDIEU. — *Voiries et Cimetières.* Thèse de Concours pour la chaire d'hygiène. Paris, 1849.

THOURET. — *Rapport sur les exhumations du cimetière et de l'église des Saints-Innocents.*

VICQ D'AZYR. — *Essai sur les lieux et les dangers des sépultures.* 1778.

VIOLLET LE DUC. — *Dictionnaire de l'architecture.*

WOLF. — *Choses mémorables.*

TABLE

Pages.

Tours, imp. DESLIS FRÈRES, rue Gambetta, 6.

terons : MM. Beaunis, A. Charpentier. Bleicher, Léon Garnier, Schmitt et Vuillemin, de la Faculté de Nancy ; M. Azam, de la Faculté de Bordeaux ; MM. Cazeneuve, Debierre et Max Simon, de la Faculté de Lyon ; M. Moniez, de la Faculté de Lille ; M. Imbert, de la Faculté de Montpellier ; M. Girod, de la Faculté de Clermont-Ferrand ; MM. Bourru et Burot, de l'École de Rochefort ; M. Lefèvre, de l'École de Nantes ; MM. Marion et Heckel, de la Faculté de Marseille ; M. de Saporta, correspondant de l'Institut, à Aix ; M. de Folin, à Biarritz ; M. Cullerre, à la Roche-sur-Yon ; M. Ferry de la Bellonnes, à Arles, etc.

En Belgique et en Suisse, M. Léon Frédéricq, de l'Université de Liège ; M. Dollo, aide-naturaliste au Muséum de Bruxelles ; M. Herzen, de l'Académie de Lausanne.

Dans le cadre de cette *Bibliothèque* sont comprises toutes les sciences physiques, chimiques, naturelles et médicales.

Parmi les sujets traités, nous signalerons :

En astronomie et en météorologie : *la Prévision du temps, les Merveilles du ciel.*

En physique : *le Microscope, les Anomalies de la vision.*

En chimie : *le Lait, la Coloration des vins, les Ferments et les fermentations, l'Eau.*

En applications industrielles des sciences : *les Bières françaises, la Photographie, la Galvanoplastie et l'Electro-métallurgie, la Navigation aérienne.*

En minéralogie, en géologie, en paléontologie : *les Ancêtres de nos animaux, les Tremblements de terre, les Vosges, les Minéraux utiles, les Volcans, les Glaciers.*

En anthropologie : *les Pygmées, l'Homme avant l'histoire, la France préhistorique, l'Archéologie préhistorique.*

En zoologie : *le Transformisme, Sous les mers, la Lutte pour l'existence chez les animaux marins, les Parasites, les Abeilles, les Laboratoires de zoologie marine.*

En botanique : *la Vie des plantes, la Truffe, l'Origine des arbres cultivés, les Plantes fossiles.*

En physiologie : *Magnétisme et hypnotisme, le Somnambulisme provoqué, Double conscience et altérations de la personnalité, le Cerveau et l'Activité cérébrale, la Suggestion mentale, la Lumière et les couleurs.*

En hygiène et en médecine : *Microbes et maladies, le Secret médical, les Frontières de la folie, Nervosisme et névroses, les Maladies de l'esprit, les Nouvelles institutions de bienfaisance, le Monde des rêves.*

OPINION DE LA PRESSE

Quand les savants qui ont travaillé à faire avancer la science veulent bien travailler aussi à la répandre, ils se montrent généralement des vulgarisateurs hors ligne, par cette raison que pour vulgariser il faut connaître à fond, et qu'on ne connaît bien les difficultés d'un sujet que lorsqu'on s'est efforcé de les résoudre. Les personnes qui s'intéressent aux progrès de la science, comme les savants de profession, auront donc plaisir et profit à la lecture des volumes de la *Bibliothèque scientifique contemporaine :* les premières y trouveront de la science sérieuse sous une forme lucide et élégante qui fait de ces livres non seulement des œuvres de vulgarisation, mais encore et plutôt des œuvres d'initiation à des méthodes et à des recherches dont ils développent le goût et la curiosité ; et les savants aussi aimeront à revoir, avec l'expression même que leur a donnée leur auteur, les théories qui leur sont familières, et à retrouver, à côté des faits acquis de la science fixée, toutes les prévisions de la science pressentie que l'avenir devra plus tard justifier.

Revue scientifique.

La *Bibliothèque scientifique contemporaine* promet une série de livres utiles et pratiques, qui nous permettent de lui pronostiquer un succès complet et mérité. *Revue des deux mondes.*

Les sciences ont fait de rapides progrès. Les savants n'ont pas besoin qu'on leur décrive ce mouvement, qui est leur œuvre; mais les gens du monde, les personnes à l'esprit cultivé ne sauraient le contempler avec indifférence. C'est dans le but de mettre à leur portée les dernières acquisitions de la science que la librairie J.-B. Baillère et fils a fondé la *Bibliothèque scientifique contemporaine :* en quelques pages d'une lecture facile, les hommes spéciaux y exposent les questions nouvelles, à la solution desquelles ils ont contribué. *Journal de Genève.*

Les gens du monde sont gens heureux, chacun s'empresse à leur faciliter l'accès des sciences qui resteraient lettre close pour eux, si toujours ne se rencontraient écrivains et éditeurs, désireux de récolter leurs suffrages. La *Bibliothèque scientifique contemporaine* est la preuve de ce fait. Nous suivons avec intérêt son développement, car nous sommes de ceux qui pensent que la science ne perd pas à être vulgarisée, et que, lorsque ses admirateurs seront plus nombreux, la haute culture à laquelle chaque nation doit tendre n'en sera que plus certaine.

Moniteur scientifique.

Le succès de la *Bibliothèque scientifique contemporaine* est assuré, autant par la valeur des œuvres qu'elle publie que par son bon marché et son élégance. *La Science en famille.*

LES ANCÊTRES DE NOS ANIMAUX

DANS LES TEMPS GÉOLOGIQUES

Par Albert GAUDRY

Professeur au Muséum d'histoire naturelle, membre de l'Institut.

1 vol. in-16 de 320 pages, avec 49 figures............. 3 fr. 50

M. Albert Gaudry, après avoir exposé, dans de savantes monographies, les résultats de ses belles recherches sur les animaux fossiles découverts par lui à Pikermi et à Mont-Leberon, a eu l'heureuse pensée de présenter, sous une forme moins technique et plus attrayante, ses idées si originales et si élevées sur les enchaînements du monde animal : il nous fait assister au spectacle de la nature pendant les âges géologiques ; il nous montre les grands mammifères éteints qui peuplaient les paysages primitifs, et qui, transformés par une lente évolution, sont devenus nos commensaux et nos serviteurs.

L'HOMME AVANT L'HISTOIRE

Par Charles DEBIERRE

Professeur agrégé à la Faculté de médecine de Lyon.

1 vol. in-16 de 304 pages, avec 84 figures .... 3 fr. 50

Table des matières. — I. Le berceau de l'humanité. — II. Classification. — III. L'homme tertiaire. — IV. L'homme quaternaire, âge de la pierre taillée. — V. Age de la pierre polie. — VI. Les races humaines néolithiques. — VII. Ages du bronze et du fer, ou âges métalliques. — VIII. Ancienneté de l'homme. — IX. L'homme autochtone en Europe occidentale et les immigrations orientales. — X. Portrait des populations primitives. — XI. Nature et origine de l'homme. — XII. Chemin parcouru par l'humanité des âges géologiques aux âges actuels.

ENVOI FRANCO CONTRE UN MANDAT POSTAL.

LE LAIT

ÉTUDES CHIMIQUES ET MICROBIOLOGIQUES

Par DUCLAUX

Professeur à la Faculté des sciences de Paris et à l'Institut agronomique.

1 vol. in-16, avec figures................ 3 fr. 50

En ces derniers temps, un savant, aussi habile chimiste que microbiologiste autorisé, M. Duclaux, a réussi, par une suite de travaux très délicats, très longs, à jeter quelque jour sur cette question de la composition et de la physiologie du lait, non seulement difficile en elle-même, mais encombrée et obscurcie encore par des travaux antérieurs sans valeur suffisante. Il faut donc savoir gré à M. Duclaux de nous avoir donné, réunis en un volume, et après les avoir remaniés et augmentés des résultats de ses derniers travaux, les intéressants mémoires dans lesquels il a successivement soumis à une revision sévère les analyses de ses devanciers, et est ainsi arrivé à débarrasser ce sujet des nombreuses erreurs qui l'encombraient et à établir quelques points importants, qui permettront de pénétrer plus avant dans cette difficile question.

Revue scientifique, 6 août 1887.

LA TRUFFE

PAR

M. le docteur FERRY DE LA BELLONE

1 vol. in-16, avec 20 figures..................... 3 fr. 50

Table des matières. — I. Historique. — II. Nature de la truffe. — III. Moyens d'étude, technique micrographique, étude histologique. — IV. Organisation générale de la truffe. — V. Variétés culinaires, commerciales et botaniques. — VI. Classification. — VII. Description des différentes espèces. — VIII. Usages. — IX. Truffières naturelles, truffières artificielles. — X. Création des truffières artificielles. — XI. Influence des terrains, de l'air, de la lumière, etc. — XII. Truffes d'été et truffes d'hiver. — XIII. Récolte. — XIV. Commerce des truffes. — XV. La truffe devant les Tribunaux.

ENVOI FRANCO CONTRE UN MANDAT POSTAL.

LA COLORATION DES VINS

PAR LES COULEURS DE LA HOUILLE

Méthode analytique et marche systématique pour reconnaître la nature de la coloration

Par P. CAZENEUVE
Professeur à la Faculté de Lyon.

1 vol. in-16 avec 1 planche........................ 3 fr. 50

M. Cazeneuve a réuni tous les documents relatifs à l'emploi, pour la coloration des vins, des matières colorantes extraites de la houille.

La première partie est consacrée à l'étude toxicologique de ces composés. Elle renferme les recherches qui permettront à l'expert, non seulement de conclure à la falsification, puisque l'emploi de ces matières est formellement interdit, mais encore de dire si le vin soumis à l'analyse est susceptible de nuire à la santé, ce qui est très important au point de vue de la répression du délit.

La seconde partie, consacrée à la recherche chimique des couleurs de la houille dans les vins, énumère les caractères généraux du vin naturel, des vins fuschsinés, sulfofuchsinés, colorés par la safranine, les rouges azoïques, etc. L'auteur passe ensuite en revue les orangés, jaunes nitrés, jaunes azoïques, destinés à donner aux vins la couleur pelure d'oignon, les bleus ajoutés pour imiter la teinte des gros vins du Midi, etc.

La troisième partie intitulée : *Marche systématique pour reconnaître dans un vin les couleurs de la houille*, est certainement la plus importante : par l'emploi méthodique de quelques oxydes métalliques, M. Cazeneuve arrive à résoudre de la façon la plus satisfaisante les divers problèmes qui peuvent se présenter.

En résumé, ce livre est clair, concis. Les conclusions ont pour base les nombreuses expériences personnelles de l'auteur, et tous ceux qui s'occupent de l'analyse des vins tiendront à placer dans leur bibliothèque le très intéressant ouvrage de M. Cazeneuve.

Journal de pharmacie et de chimie, 15 janvier 1887.

LA GALVANOPLASTIE

LE NICKELAGE, LA DORURE, L'ARGENTURE ET L'ÉLECTRO-MÉTALLURGIE

Par E. BOUANT
Agrégé des sciences.

1 vol. in-16, avec 24 figures........................ 3 fr. 50

M. Bouant est un amateur qui nous parle de *choses vues;* il a évidemment travaillé lui-même : on trouve dans son livre des renseignements assez précis pour pouvoir en faire autant soi-même sans être fatigué par des détails à l'infini.

La Lumière électrique, 17 septembre 1887.

TOURS, IMP. DESLIS FRÈRES, 6, RUE GAMBETTA.

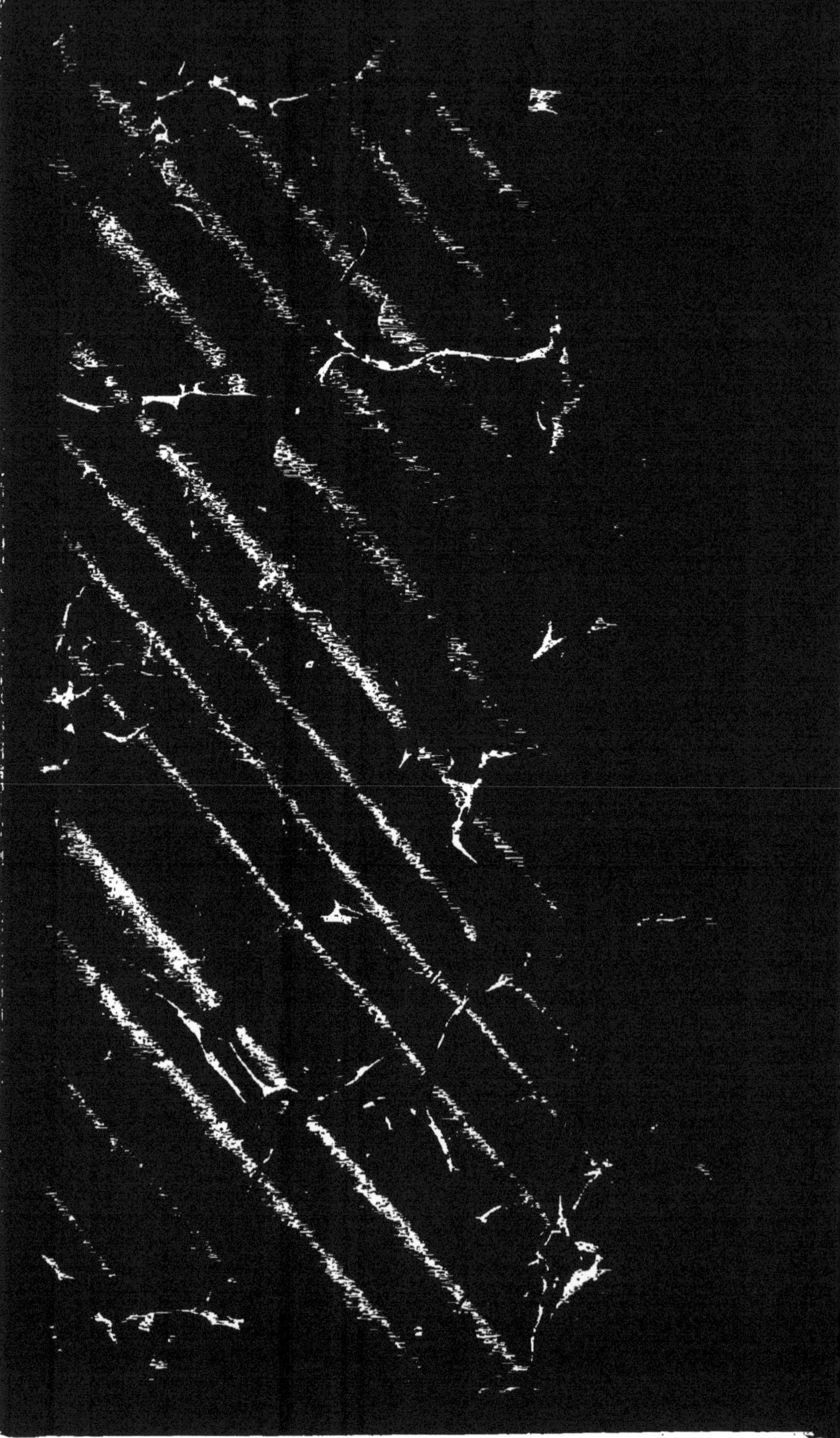

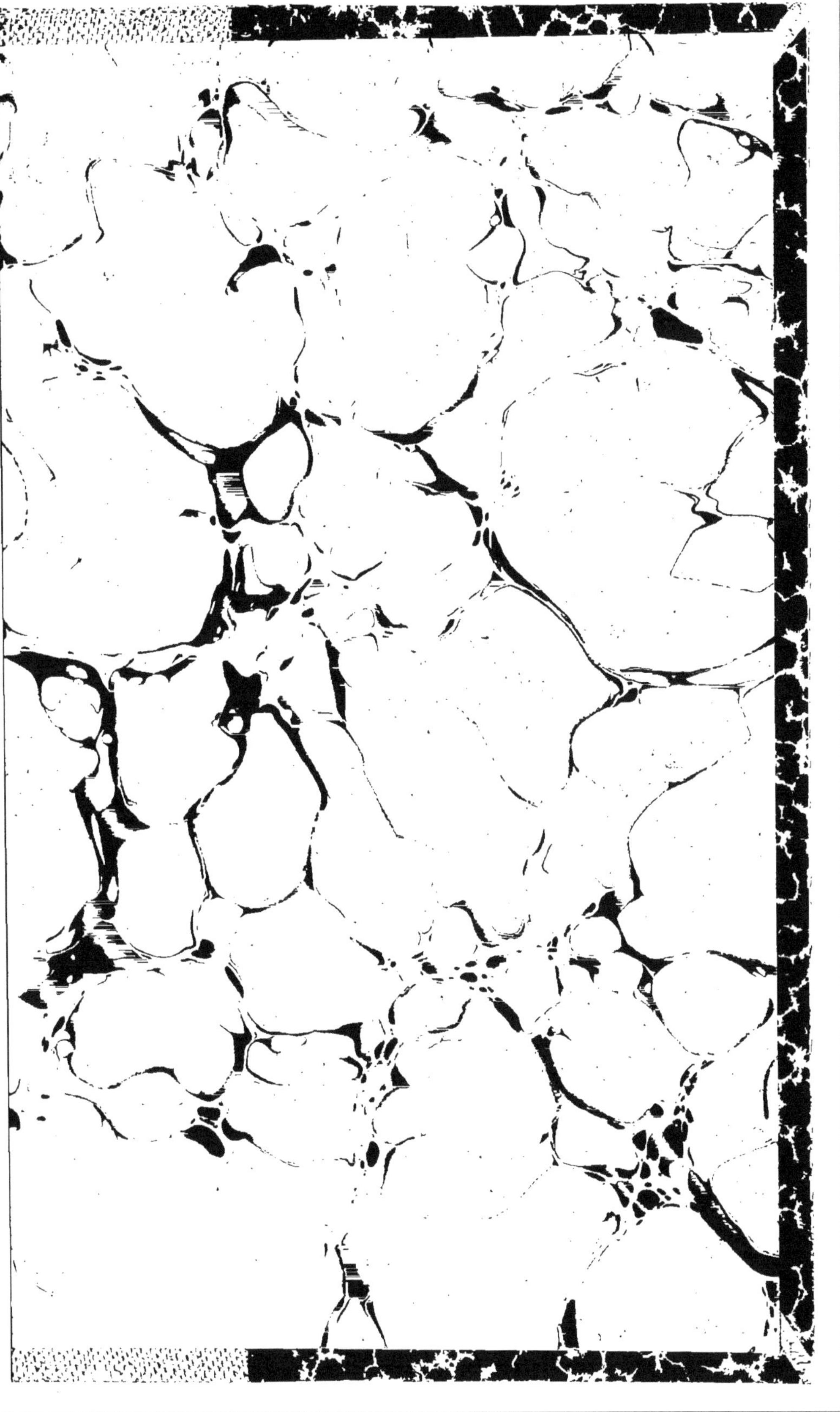

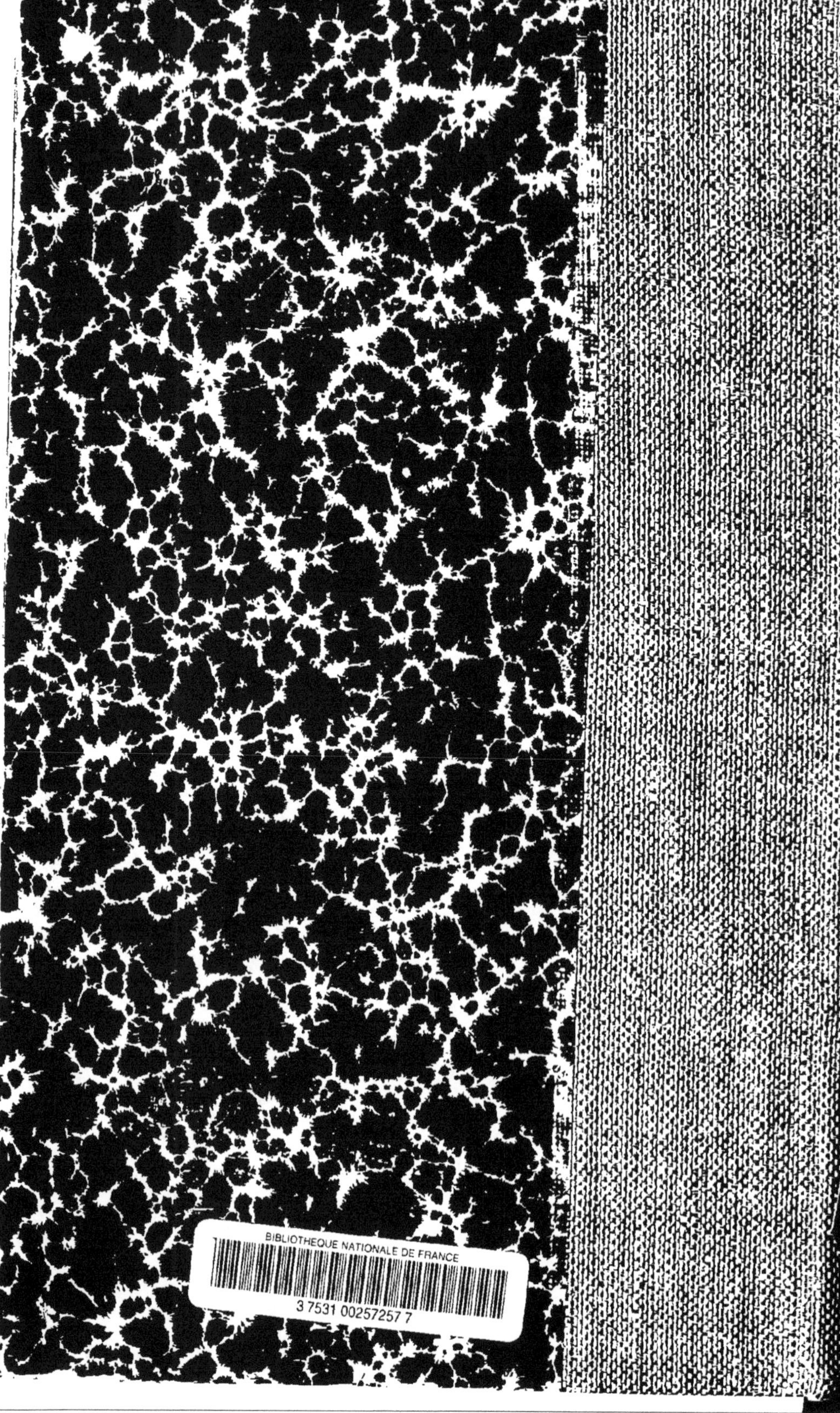

www.ingramcontent.com/pod-product-compliance
Ingram Content Group UK Ltd.
Pitfield, Milton Keynes, MK11 3LW, UK
UKHW020436200726
13857UKWH00002B/446

9 782012 965669